Juan Augusto Hernández-Rivera
Arturo César García-Casillas
Omar Francisco Prado-Rebolledo

Respostas reprodutivas do gado Charolês em condições tropicais

Juan Augusto Hernández-Rivera
Arturo César García-Casillas
Omar Francisco Prado-Rebolledo

Respostas reprodutivas do gado Charolês em condições tropicais

Sincronização do estro e protocolo de inseminação artificial em tempo fixo

ScienciaScripts

Imprint
Any brand names and product names mentioned in this book are subject to trademark, brand or patent protection and are trademarks or registered trademarks of their respective holders. The use of brand names, product names, common names, trade names, product descriptions etc. even without a particular marking in this work is in no way to be construed to mean that such names may be regarded as unrestricted in respect of trademark and brand protection legislation and could thus be used by anyone.

Cover image: www.ingimage.com

This book is a translation from the original published under ISBN 978-613-9-04081-0.

Publisher:
Sciencia Scripts
is a trademark of
Dodo Books Indian Ocean Ltd. and OmniScriptum S.R.L publishing group

120 High Road, East Finchley, London, N2 9ED, United Kingdom
Str. Armeneasca 28/1, office 1, Chisinau MD-2012, Republic of Moldova, Europe
Printed at: see last page
ISBN: 978-620-8-19980-7

RESUMO

Respostas reprodutivas do gado Charolês em condições tropicais

Com o objetivo de avaliar o efeito da estação do ano nas respostas reprodutivas de vacas Charolês submetidas a um protocolo de sincronização do cio e inseminação artificial em tempo fixo (**IATF**) em condições tropicais, foram selecionadas 48 vacas, distribuídas aleatoriamente por uma das duas estações do ano, outono (n=26) e primavera (n=22). O estudo teve a duração de 140 dias, divididos em 2 períodos de 70 d/época. Os critérios de seleção foram a condição corporal, os dias de leite e o número de partos. Durante os dois períodos, as vacas foram submetidas a um sistema extensivo e ao mesmo regime alimentar à base de erva pura e Tanzânia, sendo suplementadas com pedra mineral e água ad libitum. O protocolo de sincronização do estro teve a duração de 10 d, sendo que: no dia 0 foi aplicado um dispositivo intravaginal bovino (**DIB**) impregnado com progesterona (0,6 g), foi administrado benzoato de estradiol (2 mg/mL IM). No dia 7, o DIB foi removido e foram administrados cloprostenol (0,150 mg/mL IM), cipionato de estradiol (0,5 mg/mL IM), gonadotrofina coriónica equina (400 UI/mL IM). A IATF foi efectuada no dia 10. Os dados relativos à temperatura ambiente (**TA**) e à humidade relativa (**HR**) foram recolhidos diariamente, de 15 em 15 minutos, em cada estação, e com estes valores foi construído o índice de temperatura-humidade (**TIH**). Durante o outono, os valores médios mais altos e mais baixos do TIH máximo foram 84 e 81 unidades, respetivamente, enquanto na primavera foram 84 e 79 unidades, respetivamente. As horas de luz do dia mais críticas foram as 09:00-16:00 h, atingindo, no outono e na primavera, 85 e 87 unidades de TIH, respetivamente. A taxa de conceção e a expressão do estro tenderam *(P<0,10)* a ser melhores no outono do que na primavera. Finalmente, ambas as estações podem comprometer seriamente os parâmetros reprodutivos de vacas Charolês sob inseminação artificial em tempo fixo nos trópicos.

Palavras chave: Stress térmico, bovinos de carne, taxa de conceção, inseminação artificial, trópicos.

ACRÓNIMOS E ABREVIATURAS REFERÊNCIA

FTAI: Inseminação Artificial em Tempo Fixo.

IA: Inseminação Artificial.

TA: Temperatura ambiente.

RH: Humidade relativa.

ITH: Índice temperatura-humidade.

CE: Stress calórico.

mHa: Milhões de hectares.

kg: Quilogramas.

cm: Centímetros.

GnRH: Hormona libertadora de gonadotropina.

FSH: hormona folículo-estimulante.

LH: Hormona Luteinizante.

PGF2α: Prostaglandina F2α.

$_2$E : Estrogénio.

$_4$P : Progesterona.

IBD: Dispositivo intravaginal bovino impregnado de progesterona.

DBS: Cipionato de estradiol.

eCG: gonadotropina coriónica equina.

IM: Intramuscular.

CONTEÚDO TEMÁTICO

I. INTRODUÇÃO

Realizar o serviço reprodutivo no momento mais adequado pode ser um grande desafio (Espinoza-Villavicencio et al., 2021), especialmente quando o stress térmico diminui a proporção de embriões que se desenvolvem em blastocistos (Verdoljak et al., 2018) e no outono o pico de produção de pastagens é usado para engravidar mais vacas (Espinoza-Villavicencio et al., 2021). Os índices reprodutivos dos bovinos nas regiões tropicais são fracos, com taxas de gravidez de 45-55%, com intervalos de parto de 18 meses (Verdoljak et al., 2018). O melhor desempenho reprodutivo em bovinos de dupla finalidade é obtido nas estações seca e chuvosa (Loyo et al., 2018); no entanto, os dias quentes e a indisponibilidade de sombra das árvores muitas vezes resultam em perdas de bezerros recém-nascidos.

A inseminação artificial (**IA**) é uma ferramenta utilizada para o melhoramento genético do gado nos trópicos (Riveros et al., 2018). A inseminação artificial em tempo fixo (**IATF**) é uma técnica reprodutiva que tem tido grande desenvolvimento (Pérez et al., 2015). Este tipo de protocolo é utilizado como a melhor alternativa para o controlo da ovulação e da fertilização. A eficiência reprodutiva é um aspeto importante na produção de bovinos, que tem um impacto de custo-benefício na produção de gado (Pérez et al., 2015). O uso desse tipo de alternativa aumenta o número de vacas inseminadas em um curto período de tempo (Avalos et al., 2018). O uso de protocolos de IATF com base em estudos anteriores mostra que a taxa de prenhez é de 40-50% (Espinoza-Villavicencio et al., 2021). Para considerar a IATF bem-sucedida, deve-se obter o maior número de vacas prenhes e o nascimento de bezerros vivos em tempo fixo (Avalos et al., 2018). Os benefícios da IATF são a redução do tempo de inseminação, menor período pós-parto e melhor desempenho das vacas com bezerros ao pé (Aro e Álvarez, 2019). O fator limitante mais importante deste protocolo é a redução da fertilidade após o cio induzido (Parra et al., 2017). Os baixos níveis de gravidez pós-parto devem-se ao facto de os produtores de gado continuarem a utilizar métodos tradicionais de reprodução (Pérez et al., 2022).

A IATF aumenta a taxa de gestação dos efectivos sem esperar pela deteção do cio (Horrach et al., 2021). Os efectivos de bovinos de carne desenvolvem planos de gestão reprodutiva para otimizar o tempo de produtividade dos bovinos de carne (Pérez et al., 2022). Com a aplicação de biotecnologias reprodutivas, é possível escolher o melhor momento para o acasalamento de acordo com o protocolo utilizado (Pérez et al., 2022). Assim, o objetivo deste estudo foi avaliar o efeito da época do ano (primavera e outono) na taxa de conceção de vacas de carne Charolesa submetidas a um protocolo de sincronização do estro e inseminação artificial em tempo fixo em condições tropicais.

II. REVISÃO DA LITERATURA

2.1 Criação de gado no México

Na produção pecuária no México, o objetivo é produzir alimentos de boa qualidade, que sejam acessíveis à sociedade em geral (Rojas et al., 2021). A criação de gado em meio rural é a atividade mais importante, pois permite a prática da criação de gado em condições climáticas adversas (Puebla et al., 2018). Existem diferentes sistemas de produção na criação de gado, desde sistemas tecnificados até sistemas de quintal (Granados et al., 2018). Esses sistemas são desenvolvidos no México de acordo com a disponibilidade de recursos naturais no país (Parra e Magaña, 2019), onde os sistemas tradicionais são os mais desenvolvidos (Granados et al., 2018). O sistema de produção nos trópicos secos é vaca-bezerro, desenvolvimento de pastagens, engorda em pastagens e confinamento, para os trópicos húmidos são geridos sistemas de vaca-bezerro (duplo propósito), engorda em pastagens e confinamento (Gutiérrez et al., 2005).

O México destina 145 milhões de hectares (73% do território nacional) para atividades agrícolas (FAO, 2017), onde 58% da superfície é destinada ao pastoreio de gado. Em 2021, o inventário bovino nacional concentrava-se em 71.997.770 cabeças de gado, dos quais os estados com maior produção nacional de carne bovina eram: Veracruz, Jalisco, Chiapas, Chihuahua e Michoacán; os estados com maior produção de leite: Jalisco, Durango, Chihuahua, Coahuila e Guanajuato; os estados com maior produção de gado de dupla finalidade: Veracruz, Jalisco, Chiapas, Chihuahua e Michoacán (**Figura 1**). O desenvolvimento das actividades pecuárias é realizado em todo o território mexicano, no entanto, a região tropical destaca-se por concentrar 33% do total da população bovina existente a nível nacional (SIAP, 2018).

O México importa uma quantidade considerável de carne de bovino dos Estados Unidos (81%) e do Canadá (18%) para consumo interno, ao mesmo tempo que exporta 85% dos quase 2 milhões de toneladas produzidas por ano para quatro destinos predominantes: Estados Unidos (61%), Japão (26%), Rússia (7%) e Coreia (5%) (Jiménez e Sánchez, 2014). No entanto, no México o consumo de carne bovina está em declínio (Puebla et al., 2018), em 2000 foram consumidos mais de 22 quilos de carne bovina por pessoa, diminuindo assim para 14,8 quilos de carne bovina em 2016 (FIRA, 2017).

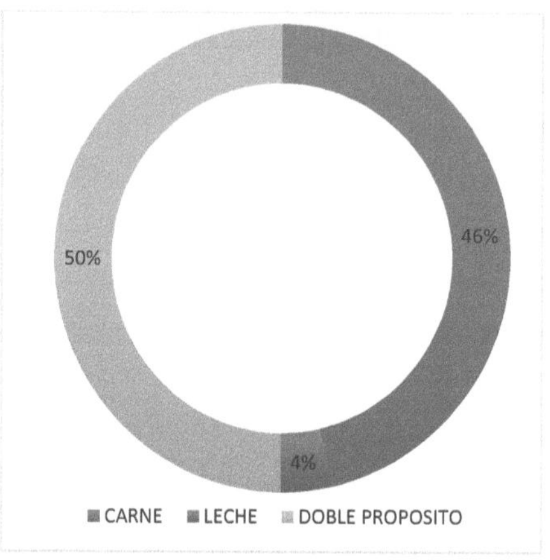

Figura 1: Produção de gado bovino no México.

Elaborado a partir de SIAP (2022).

2.2   Criação de gado no estado de Colima

O estado de Colima tem uma área de 545,5 mil hectares, representando 0,30% da superfície nacional, dos quais 41,8 mil hectares são utilizados como pasto para uso pecuário (INEGI, 2020).

A principal base para a exploração pecuária são os prados nativos ou pastagens naturais. A criação de gado no estado de Colima cobre 67% da área total do estado (**Figura 2**). Na parte norte do estado, o gado de dupla finalidade é agrupado, com 13% da produção; na zona central, o gado de corte predomina com 37%; na zona costeira, o gado de corte e, em menor grau, o gado de dupla finalidade são encontrados. Na parte norte do estado, as raças predominantes são Zebu cruzado com suíço americano e suíço europeu, Limousin e Simbra, na zona central os sistemas de produção são baseados em pastagens de capim guiné, estrela africana, llanero e espécies nativas, na zona litorânea predomina o sistema extensivo com gramíneas nativas em pastagens de floresta caducifólia baixa, engorda e duplo propósito em pastagens cultivadas sob palmeiras. (SIAP, 2022).

Para o ano de 2021, o inventário de bovinos de carne era de 181 572 cabeças, para bovinos leiteiros era de 8 239 cabeças e 189 811 cabeças de bovinos de dupla finalidade (SIAP, 2022).

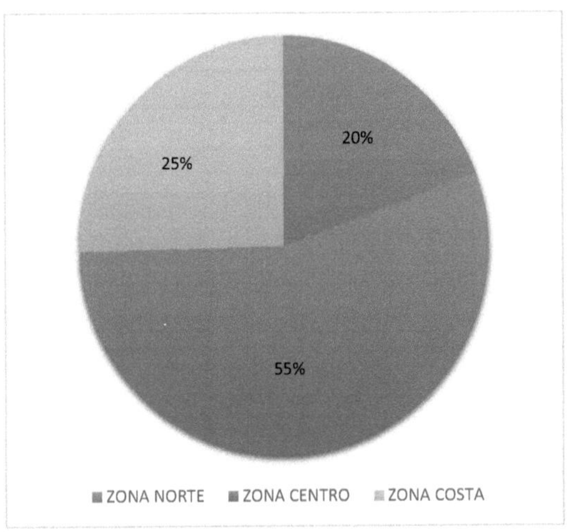

Figura 2. Produção de gado por zona no estado de Colima.

Elaborado a partir de SIAP (2022).

2.3   Caraterísticas da raça Charolesa

A raça Charolesa é originária das regiões centro-oeste e sudoeste de França, nas províncias de Charolles e Niemen (FAO, 1968). É uma raça produtora de carne, com músculos abundantes nos quartos traseiros, onde se obtêm cortes de carne de melhor qualidade. Estes bovinos atingem um peso elevado na idade adulta, com os machos a pesar entre 1000 e 1400 kg e as fêmeas entre 750 e 900 kg (Utrera et al., 2021). São bovinos de grande porte, pesados, de cor branca ou creme, a pele é solta e de espessura média; o pelo é macio, de comprimento médio e, por vezes, tem um aspeto lanoso, a cabeça é curta, profunda e larga, os olhos são escuros e os cornos são pálidos (Utrera et al., 2007).

Os machos apresentam um espessamento muscular pronunciado na região cervical e têm um corpo longo e profundo, a pélvis é de comprimento e queda moderados, os membros são bastante longos e fortemente desossados (**quadro 1**).

Tabela 1. Peso vivo e médias zoométricas de bovinos da raça Charolesa.

	MALES		FEMININAS	
	1 ANO	ADULTOS	2 ANOS	ADULTOS
Peso vivo (kg)	516	1086	614	812
Altura ao garrote (cm)	122	142	130	137
Circunferência do tórax (cm)	182	239	199	217
Profundidade torácica (cm)	46	64	51	59
Largura da garupa (cm)	44	55	53	57

Adaptado de <u>FAO (1968)</u>.

É uma das raças bovinas mais importantes do México, devido à sua produtividade na produção de carne e encontra-se em regiões de clima tropical, subtropical, temperado e árido (<u>Utrera et al., 2007</u>).

2.4 Stress calórico, CE

A EC pode ser definida como a ação de estímulos que são provocados pelo ambiente ou por outros fatores (<u>Marcoppido et al., 2018</u>), afetando os sistemas fisiológicos dos animais, como os sistemas nervoso, endócrino, circulatório, digestivo, reprodutivo, etc. (<u>de Aguiar et al., 2020</u>). A EC refere-se à combinação de factores que podem causar uma elevação da temperatura corporal (<u>Becker et al., 2020</u>).

Os efeitos da EC podem ser de dois tipos:
1. Diretas: alterações no metabolismo para se adaptar ao aumento do calor e ao impacto hormonal (<u>Pires et al., 2021</u>).
2. Indirectos: alteração da qualidade e quantidade da alimentação, raça, estado fisiológico, nível de produção de leite, idade, cor da pele, exposição ao ambiente e variação animal (<u>Pires et al., 2021</u>).

Por outro lado, a EC pode ser classificada como leve, moderada e severa (**Figura 3**), mais uma vez dependendo da temperatura e/ou humidade em diferentes sistemas de produção de bovinos de carne ou leite. A termorregulação animal é um mecanismo neuroendócrino, que se realiza através de mecanismos fisiológicos e comportamentais (Pires et al., 2021). A temperatura é o principal fator da EC e está associada à humidade e à radiação solar. Adicionalmente, a EC pode ser gerada pela oscilação de temperaturas elevadas ou pela combinação de factores negativos num curto período de tempo (Armstrong, 1994).

A temperatura do ambiente afeta consideravelmente a temperatura corporal do animal, aumentando seu metabolismo em 10% (Marcoppido et al., 2018). Devido às mudanças fisiológicas que ocorrem nos animais, a parte reprodutiva foi afetada, devido à deteção do estro em altas temperaturas torna-se mais complicada (Correa et al., 2016).

A espécie com maior produtividade no campo é o gado *Bos taurus*, no entanto, o gado *Bos indicus* apesar de suportar mais DC do que as raças europeias, as suas condições físicas nos trópicos levam-no a sofrer também de DC, o que afecta a sua produtividade (Fournel et al., 2017). As faixas de temperatura ambiental relatadas como conforto em animais *Bos indicus* são geralmente mais amplas do que em *Bos taurus,* variando de 0 a 20 °C, com 70% de humidade (Pires et al., 2021). Em condições tropicais, o principal problema para os bovinos é a queda na produção, além do fato de que a EC leva a uma deficiência nos mecanismos de dissipação de calor (Mbuthia et al., 2021).

A baixa fertilidade durante o verão está associada aos meses quentes (junho-setembro), o que tem um impacto negativo na fertilidade nos meses de outono (outubro-novembro) (Wolfenson et al., 2000). É uma condição bastante comum para gerir o bem-estar animal, uma vez que está relacionada com a regulação da fase folicular do ciclo éstrico e da ovulação (Fournel et al., 2017). 4Tem impacto no eixo reprodutivo do hipotálamo ao afetar a secreção de GnRH, e na glândula pituitária ao afetar a secreção de gonadotrofinas (Regalado e Álvarez, 2020), além de estar relacionada à diminuição das taxas de conceção (Thatcher et al., 1994), pois afeta a dinâmica folicular, o desenvolvimento do corpo lúteo, a produção de P luteal e o desenvolvimento embrionário (Ronchi et al., 2001).

Existem alguns métodos para diminuir a CE, tais como o fornecimento de sombra, o fornecimento ilimitado de água de qualidade, a cama profunda, sistemas de arrefecimento baseados em ventoinhas e aspersores, sistemas de arrefecimento baseados em turbinas de ar em combinação com água, etc. (Mbuthia et al., 2021).

2.5   Fisiologia da reprodução

As fêmeas bovinas são consideradas poliéstricas anuais. O ciclo estral pode ser definido como o ciclo biológico reprodutivo das fêmeas, onde ocorre o estro e a ovulação (Ronchi et al., 2001). É um período que compreende dois períodos consecutivos de estro, nos quais ocorrem eventos repetidos e é dividido em diferentes fases (Hernández, 2012), a fase lútea e a fase folicular (Ronchi et al., 2001). Ocorrem alterações comportamentais, morfofisiológicas, histológicas e bioquímicas do trato genital, o que permite a aceitação do macho para o acasalamento. Hernandez (2012) refere que a duração do ciclo estral varia de 17 a 23 dias, com uma média de 21 dias. Nas novilhas o ciclo estral ocorre na puberdade (6-12 meses de idade) (Ronchi et al., 2001).

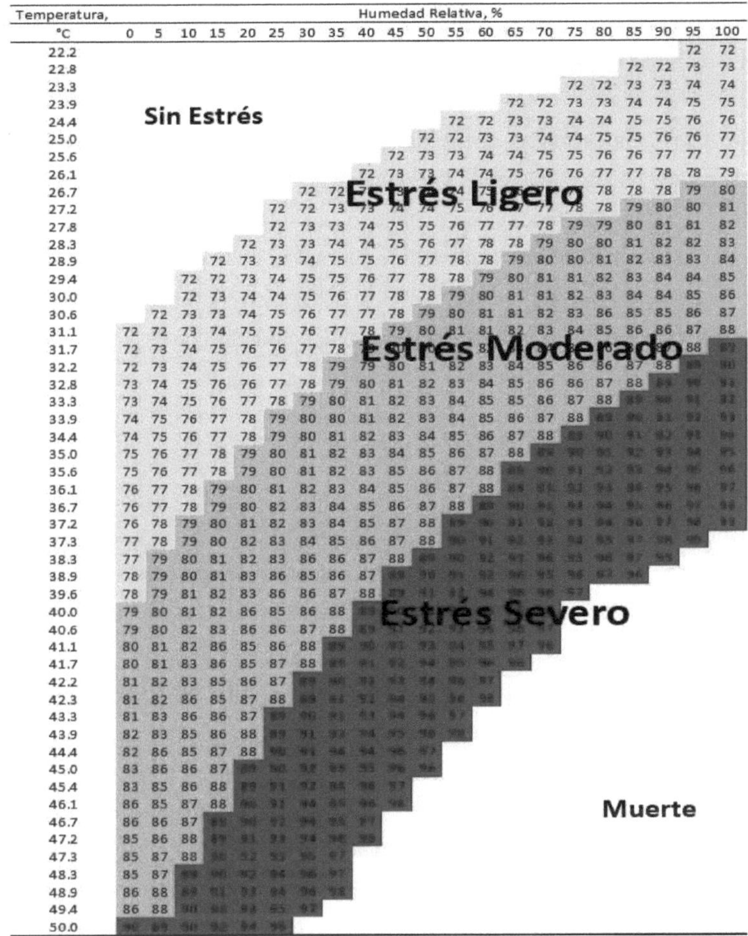

Figura 3. Índice de temperatura e humidade (TIH). Calculado a partir da temperatura ambiente (TA, ºC) e da humidade relativa (RH, %). Amarelo = ligeiro. Laranja: moderado. Vermelho: grave.

Obtido de <u>Wiersma (1990)</u>.

Por outro lado, o proestro tem uma duração média de 2 a 3 dias, caracterizando-se pela ausência de um corpo lúteo funcional e pela maturação do folículo ovulatório (<u>Hernández, 2012</u>). A FSH induz o crescimento rápido de um folículo ovárico dominante que eleva a concentração de estrogénios (<u>Ronchi et al., 2001</u>). 4Há uma diminuição dos níveis plasmáticos de P que resulta na libertação de PGF2α do endométrio e precede o estro. Perto do estro, o folículo pré-ovulatório aumenta de tamanho e produz grandes quantidades de estradiol (Sheldon et al., 2006).

Durante a fase do estro, os níveis da hormona luteinizante (LH) aumentam em resposta à elevação dos estrogénios (Ronchi et al., 2001), a fêmea torna-se recetiva ao macho e permite a cópula. É encontrado um folículo dominante que eleva as concentrações de estradiol e inibina no fluido folicular.

Do mesmo modo, durante o metaestro, a ovulação ocorre com a rutura do folículo dominante e a libertação do gâmeta. 4Desenvolve-se um novo corpo lúteo onde as concentrações séricas de P aumentam para níveis superiores a 1 ng/mL (Ronchi et al., 2001).

Finalmente, durante o diestro, que pode ocorrer entre o 5º e o 7º dia do ciclo (Hernández, 2012). Nesta fase o corpo lúteo completa seu processo de maturação, se houver um embrião no útero, são enviados sinais de reconhecimento materno que interrompem o processo de luteólise (Boeta et al., 2018).

2.6   Endocrinologia da reprodução

As hormonas são moléculas químicas produzidas em órgãos específicos, que são libertadas no sangue em pequenas quantidades e exercem o seu efeito num órgão-alvo (Matamoros e Sanhueza, 2017). O controlo do ciclo estral envolve a secreção inter-relacionada de várias hormonas que são produzidas no hipotálamo, na pituitária anterior, nos ovários e no útero (Reece, 2015), envolvendo as seguintes hormonas:

Tal como a GnRH, é sintetizada por neurónios hipotalâmicos e segregada de forma pulsátil na eminência mediana no sistema portal hipotálamo-hipofisário (Colazo e Mapletoft, 2022). A secreção de GnRH do hipotálamo para a hipófise através do sistema sanguíneo portal hipotalâmico liberta assim as hormonas gonadotrofinas FSH e LH (Hafez e Hafez, 2002). A FSH é responsável pelo processo de esteroidogénese ovariana, crescimento e maturação folicular (Fernandez, 2008). Entretanto, os receptores de LH estão aumentados nas células da granulosa do folículo dominante, que é sensível ao pico de LH que produz a ovulação (Hafez e Hafez, 2002).

E$_2$ são hormonas esteróides produzidas no folículo, especificamente nas células da teca interna, cujo órgão alvo é o útero, ovidutos, vagina, vulva e sistema nervoso central, para estimular o estro e/ou a recetividade da fêmea ao macho, podendo também estimular o hipotálamo por feedback positivo a libertar GnRH (Fernandez, 2008).

A P$_4$ é uma hormona esteroide produzida pelo corpo lúteo. Prepara o útero para receber o oócito fertilizado e favorece a implantação nos cornos uterinos (Ronchi et al., 2001). Também exerce um feedback negativo sobre o hipotálamo (Boeta et al., 2018).

A PGF2α, composta por ácidos gordos insaturados, é sintetizada nas células endometriais (Hafez e Hafez, 2002). A libertação de PGF2α do miométrio indica a regressão do corpo lúteo (Hernandez, 2012). É identificada como a hormona luteolítica estimulante do miométrio que gera contrações nos músculos lisos do útero. A PGF2α é produzida nas células endometriais na última fase do ciclo estral quando não há embrião, nas células da granulosa do folículo dominante e nas células luteais no final do estro (Davidson e Stabenfeldt, 2014). 42A P e a E podem afetar diretamente a secreção basal de PGF2α pelo endométrio (Ronchi et al., 2001).

Por outro lado, o eixo hipotálamo-pituitária-gonadal é responsável pelo controlo do ciclo reprodutivo feminino e masculino (**Figura 4**), que tem duas funções principais: a síntese de hormonas esteróides (esteroidogénese) e a produção de gâmetas (gametogénese; Hafez e Hafez, 2002). O hipotálamo é o centro nervoso responsável pela coordenação de um grande número de actividades do organismo (Ramirez e Lilido, 2006). A glândula pituitária, também conhecida como hipófise, está localizada numa depressão na face superior do osso esfenoide (Hernández, 2012). É constituída por duas partes: a adeno-hipófise, responsável pela produção de gonadotrofinas, e a neuro-hipófise, responsável pelo armazenamento da hormona antidiurética e da oxitocina (Fernández, 2008).

Tudo começa com a secreção pulsátil da hormona GnRH a partir dos neurónios neurosecretores parvocelulares, do núcleo periventricular, da área paraventricular e pré-ótica do hipotálamo (Gomez et al., 2014). A ação das hormonas FSH e LH é essencial para o desenvolvimento dos folículos antrais (Hafez e Hafez, 2002). 4O pico pré-ovulatório de LH gera a luteinização das células da granulosa do folículo pré-ovariano e inicia a geração de P (Van der Hurk e Zhao, 2005).

Nos mamíferos, a aquisição de caraterísticas sexuais secundárias, a função reprodutiva e o envelhecimento são regulados pelo efeito do eixo hipotálamo-hipófise-gonadal (HPG) (Hernández, 2012). Nos machos, as hormonas LH e FSH activam a produção de esteróides sexuais testiculares e a espermatogénese (Hernandez, 2012).

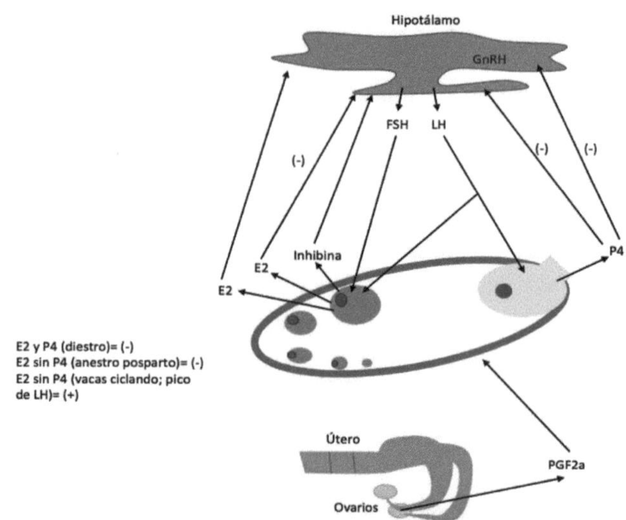

Figura 4: Reação entre o hipotálamo, a pituitária e os ovários.

Adaptado de Hernández (2012).

2.7 Parâmetros reprodutivos

Considera-se que a puberdade é atingida quando o animal produz pela primeira vez gâmetas viáveis para a fertilização (Bartolomé, 2009), no caso das fêmeas é quando ocorre a primeira ovulação e se manifesta o primeiro estro. As novilhas atingem a puberdade aos 17 meses de idade com variações de 12-21 meses (**Tabela 2**).

Hernandez, 2012, indicou que a idade das novilhas está intimamente relacionada com o peso e o tamanho do animal, para que possam estar prontas para o serviço e evitar partos anormais. As fêmeas podem ser servidas pela primeira vez entre os 15 e os 19 meses de idade, com um peso de 380 kg, para maximizar o seu desempenho produtivo (Norman et al., 2017).

O primeiro parto de uma novilha, que depende do maneio e da alimentação durante o período de crescimento, ocorre entre os 32 e os 42 meses (Hernández, 2012).

A vida produtiva de uma vaca é influenciada pela idade ao primeiro serviço, vacas parindo aos dois anos de idade apresentam melhor desempenho produtivo e reprodutivo (Correa et al., 2016).

Tabela 2. Parâmetros reprodutivos de bovinos baseados na idade em regiões tropicais.

PARÂMETROS	MESES
Idade da puberdade	17 (12-21)
Idade no primeiro serviço	24 (20-27)
Idade da primeira conceção	25.5 (21-29)
Idade do primeiro parto	34.7 (30-39)

Elaborado a partir de Anta (1989).

Os dias entre o parto e o primeiro cio em condições tropicais podem ser de dois a mais meses (**Tabela 3**; Alvarez et al., 2020).

Dias desde o parto até ao primeiro serviço (**DPPS**) é o tempo entre o parto e o primeiro serviço, idealmente não superior a 85 dias (Ríos e Villagómez, 2020).

$$\text{DPPS} = \frac{IPC\ en\ dias}{NVP}$$

IPC: Intervalo parto - conceção

NVP: Número de vacas prenhes

O intervalo parto-conceção (**ICC**) é o número de dias abertos, o tempo em que as vacas permanecem vazias. Idealmente, não deve exceder 100 dias (Ríos e Villagómez, 2020).

O intervalo entre partos (**IEP**) é o período entre o parto e uma nova conceção (Ríos e Villagómez, 2020). O intervalo entre partos é o parâmetro de produção mais utilizado como indicador da eficiência reprodutiva. Os primeiros 120 dias de lactação são o período em que as vacas apresentam o melhor desempenho produtivo (Risco et al., 2009), pelo que é importante engravidar as vacas antes dos 90 dias após o parto.

$$IEP = \frac{\text{Días entre parto y parto}}{\text{Total de vacas}}$$

Dias para cobrição (**DS**) é o intervalo de tempo entre a primeira cobrição e a cobrição efectiva (Risco et al., 2009). A idade da primeira conceção nas novilhas e o intervalo entre o parto e a conceção nas vacas adultas podem influenciar os DS (Severino et al., 2021).

Tabela 3. Parâmetros reprodutivos em vacas tropicais.

PARÂMETROS	MÉDIA
Primeiro intervalo de aquecimento, d	78
Primeiro intervalo de manutenção, d	102
Intervalo entre conceção e parto, d	149
Intervalo entre nascimentos, d	447
Serviços por conceito, n	1.8
Montagens por conceção, n	1.7
Nascimentos por vida reprodutiva, n	3.4

Elaborado a partir de Anta (1989).

Percentagem de conceção ao primeiro serviço (**PCPS**; **Quadro 4**), a percentagem de conceção ao primeiro serviço é calculada para avaliar a fertilidade dos animais em condições mais homogéneas (Risco et al., 2009).

$$PCPS = \frac{\text{NVP al 1 servicio}}{NVS} \times 100$$

NVP: Número de vacas prenhes.
NVS: Número de vacas servidas.

Serviços por conceção é o número de inseminações necessárias para que uma vaca fique prenha (Palacios et al., 2022). 1,5 a 1,8 serviços por conceção são considerados aceitáveis (Kruif, 1978).

$$SPC = \frac{No.\,total\ de\ servicios}{NVP}$$

A taxa de fertilidade (**FFR**) é o número de vacas que ficam grávidas durante um determinado período (Lozano et al., 2020). A taxa de fertilidade total é de 60%.

Tabela 4. Percentagem de conceção em vacas tropicais.

PARÂMETRO	%
Conceção na primeira cerimónia	52.1
Conceção com IA	44.7
Conceção com acasalamento natural	54.2
Taxa de fertilidade total	60.4

Elaborado a partir de Anta (1989).

2.8 Eficiência reprodutiva

A eficiência reprodutiva é a produção de um bezerro por vaca, dentro do período biológico permitido para maximizar a rentabilidade, a fertilidade e o aumento do lucro (Cattle, 2020). A baixa eficiência reprodutiva está associada à saúde da vaca ou do efetivo (Torres et al., 2022). A perda de gestação leva a um número crescente de vacas não grávidas, o que faz com que os custos de manutenção se acumulem (Tapia e Hepp, 2020).

A eficiência reprodutiva depende de factores como a nutrição, a condição corporal, o maneio durante o periparto, a fertilidade individual, os reprodutores, a idade, a percentagem de consanguinidade, a idade do touro, o mês e o processo (Rodriguez, 2021).

Tabela 5. Indicadores para determinar a eficiência reprodutiva das fêmeas bovinas.

	CLASSIFICAÇÃO		
ÍNDICE	**DEFICIENTE**	**BOM**	**OBJECTIVO**
Intervalo entre partos (meses)	13.5	13	12.5
Tempo de parto da gravidez (dias)	130	100	90
Tempo para o primeiro serviço (dias)	90	80	70
Serviços por conceito	2	1.8	1.6
Idade do primeiro parto (meses)	27	26	24

Elaborado a partir de Zemjanis (1962).

2.9 Inseminação artificial

A inseminação artificial (**IA**) é uma técnica que se baseia na deposição de sémen no útero das fêmeas através de instrumentos (Giraldo et al., 2017). O objetivo é depositar um determinado número de espermatozóides vivos no trato genital da fêmea, ocorrendo a fecundação (Hafez e Hafez, 2002). A IA é um meio para ajudar a melhorar as condições de produção das unidades de produção (Boeta et al., 2018). Para otimizar o processo e aumentar a taxa de prenhez, os ovários devem ser estimulados hormonalmente (Perez et al. 2015), para controlar a ovulação e aproximar o momento correto da IA (Parra et al., 2017). Entre os principais factores de sucesso da IA encontram-se a qualidade do sémen, a adequação dos protocolos, etc.

Algumas das vantagens são o baixo custo do sémen e da sua aplicação, os menores riscos envolvidos no acasalamento natural, e as desvantagens são que a única desvantagem séria é o facto de ter de ser realizado por pessoal treinado (Shipka e Ellis, 1999).

2.10 Inseminação artificial em tempo fixo

Para maximizar o potencial genético reprodutivo dos bovinos, é necessário reduzir os dias abertos nos primeiros três meses pós-parto, obtendo uma gravidez o mais cedo possível (<u>Vallejo et al., 2017</u>). A inseminação artificial em tempo fixo é uma técnica em que são utilizadas hormonas e permite a sincronização do estro e da ovulação (<u>INTAGRI, 2018</u>). É definida como a biotecnologia para a aplicação do sémen no trato genital de uma fêmea no momento eficaz para gerar a fecundação (<u>Giraldo, 2014</u>), e assim poder inseminar um grande número de animais num curto período de tempo.

<u>Ávalos et al., 2018</u> comenta que o uso da técnica de IATF tem permitido o uso de touros geneticamente superiores para maximizar a qualidade dos bezerros produzidos. No entanto, a utilização desta técnica é difícil de aplicar em vacas em lactação devido ao facto de estarem juntas com o vitelo durante um período de tempo prolongado (<u>Vallejo et al., 2017</u>).

Os protocolos de IATF mais utilizados iniciam-se com a aplicação de DIV e benzoato de estradiol no dia 0, e no final, no dia 7 ou 8, são aplicados PGF2α e estrogénios (cipionato ou velerato) (<u>Carvalho et al., 2008</u>). Para a realização da IATF, deve ser realizado um ciclo estral simulado com a aplicação de todas as hormonas que permitem a ovulação (<u>Fricke et al., 2016a</u>), deve ser selecionado um lote de fêmeas paridas entre 40 a 60 dias e preparadas para ovular ao mesmo tempo (<u>Fricke et al., 2016b</u>). Finalmente, o stress gerado pelo manuseamento dos animais durante a IATF pode traduzir-se numa diminuição da taxa de conceção (<u>Correa et al., 2016</u>).

2.11 Transferência de embriões

A transferência de embriões é um método de aquisição de óvulos de uma fêmea dadora que são transferidos para o trato reprodutivo de uma fêmea recetora (<u>Navarro et al., 2021a</u>). O principal objetivo desta tecnologia é maximizar o número de descendentes de animais geneticamente superiores e disseminar o seu germoplasma a nível mundial (<u>Gallegos et al., 2022</u>). Com a utilização da transferência de embriões, foram adquiridos mais de 100 descendentes de uma vaca durante a sua vida reprodutiva. A tecnologia de transferência de embriões requer uma seleção e gestão física e farmacológica (<u>Mapletoft, 2006</u>).

Algumas das suas vantagens são: exploração do potencial genético e reprodutivo das fêmeas, troca de valor genético internacional, aquisição de mais descendentes por cada embrião (<u>Brito, 1999</u>).

Algumas das suas desvantagens são o facto de o número de embriões obtidos por dadora ser de 6,5 embriões (Viana, 2019), a elevada variabilidade na resposta aos tratamentos hormonais por parte das fêmeas bovinas (Mikkola e Taponen, 2017). Um inconveniente da técnica é a deteção do estro nas recetoras (Navarro et al., 2021a). A obtenção de bons resultados nos programas de transferência de embriões depende de aspectos como o tipo de protocolo a utilizar, as hormonas utilizadas, o estado nutricional do animal, a raça, a idade, o clima e o maneio (Navarro et al., 2021b).

2.12 Protocolos de sincronização do estro

As vacas que recebem um tratamento à base de PGF2α na presença de um corpo lúteo apresentam um estro dentro de 2-6 dias após receberem a IA (**Figura 5**) e obtêm uma taxa de fertilidade semelhante à do estro natural.

Este protocolo é implementado da seguinte forma:
DIA 0: PGF2α.
Dia 2-6: Observação do cio e inseminação AM/PM.

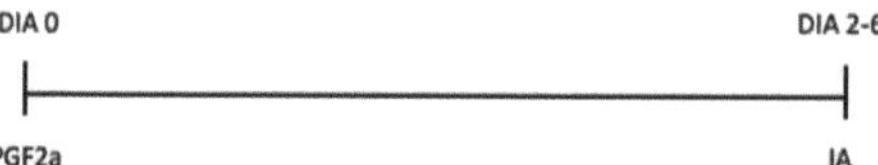

Figura 5. Protocolo de sincronização do estro baseado na prostaglandina F2α.

Elaborado a partir de Obando, 2020.

Outro protocolo de sincronização do estro é o Ovsynch (**Figura 6**), que é utilizado para obter a ovulação em vacas leiteiras, este protocolo combina as hormonas GnRH e PGF2α, permite a IA sem deteção de estro (Gutierrez et al., 2005).

Este protocolo é implementado da seguinte forma:
Dia 0: Aplicação de GnRH.
Dia 7: PGF2α.
Dia 9: Aplicação de GnRH.
Dia 10: IATF: Inseminação 16 horas após a segunda dose de GnRH.

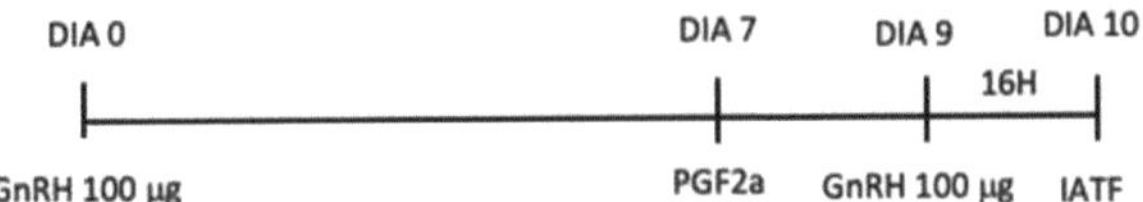

Figura 6: Protocolo de sincronização do estro Ovsynch.

O protocolo de sincronização do estro CoSynch (**Figura 7**) difere do Ovsynch pelo facto de receber IATF no mesmo dia que a segunda dose de GnRH (<u>Marizancén e Artunduaga, 2017</u>).

Este protocolo é implementado da seguinte forma:

Dia 0: GnRH.

Dia 7: PGF2α

Dia 10: GnRH e IATF.

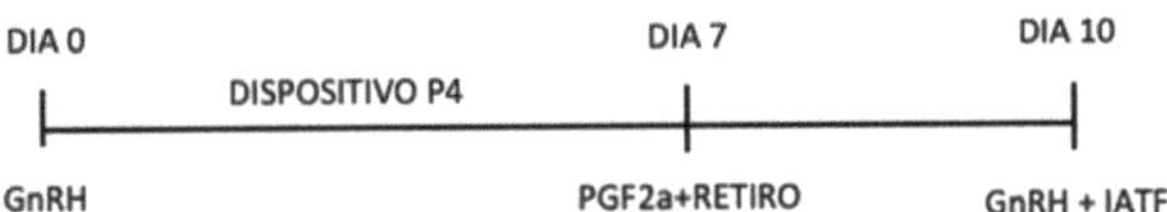

Figura 7: Protocolo de sincronização Cosynch.

Outros protocolos de sincronização do estro podem ser baseados em P_4 , benzoato de estradiol (BE), PGF2α e IATF (**Figura 8**; <u>Marizancén e Artunduaga, 2017</u>).

Este protocolo é implementado da seguinte forma:

Dia 0: Dispositivo P_4+ benzoato de estradiol.

Dia 7: Remoção do dispositivo P_4 + PGF2α.

Dia 8: BE.

Dia 9 ou 10: Inseminar 30 h após a aplicação da BE.

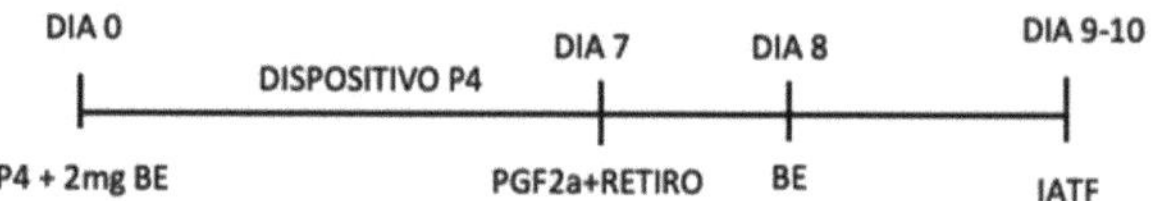

Figura 8: Protocolo de sincronização do estro baseado em progesterona, benzoato de estradiol e inseminação artificial em tempo fixo.

Outros protocolos de sincronização do estro podem utilizar dispositivos P_4 , ECP e eCG mais IATF (**figura 9**).

Dia 0: Dispositivo P_4 + BE.

Dia 8: Remoção do dispositivo P_4 + PGF2α + cipionato de estradiol + eCG.

Dia 10: Inseminar 44-48 horas após a remoção do dispositivo intravaginal de progesterona (Obando, 2020).

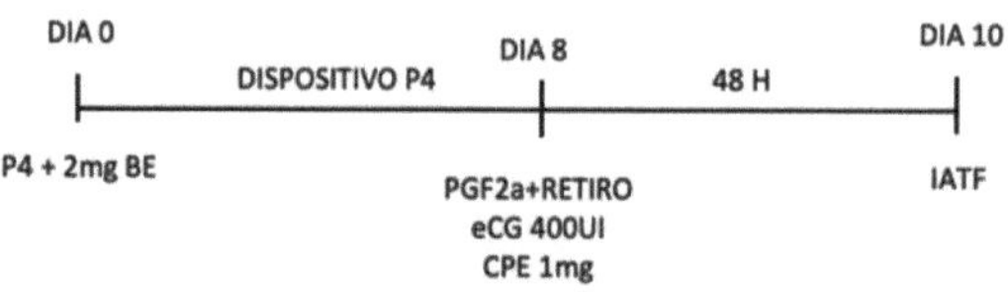

Figura 9: Protocolo de sincronização do estro com dispositivos de progesterona, cipionato de estradiol e gonadotrofina coriónica equina.

2.13 Métodos de diagnóstico gestacional

O diagnóstico precoce da gestação é uma prática fundamental para a eficiência reprodutiva dos rebanhos (López, 2021). O objetivo deste exame é a identificação dos animais que não estão prenhes, de modo a servi-los novamente no mais curto espaço de tempo possível.

A palpação rectal é o método mais utilizado por ser eficaz e pouco dispendioso (Pohler et al., 2017). Pode ser realizado 45 dias após o serviço, permitindo a deteção da gravidez.

O examinador deve detetar pelo menos um destes sinais patognomónicos de gravidez:

- Palpação da vesícula amniótica.
- Placentomas (cotilédones e carúnculas).
- Feto.
- Proeminência da artéria uterina média

(Zemjanis, 1962).

O diagnóstico da gravidez também pode ser realizado através da ecografia transrectal, que é uma técnica baseada na utilização de ultra-sons que permite a avaliação das estruturas genitais (útero e ovários) (Racewicz et al., 2016). Avalia a presença do corpo lúteo funcional que surge no ovário (Wang et al., 2020). Pode ser realizado a partir do 26º dia após a cobrição.

Para além de ser utilizada para o diagnóstico de gravidez, é também utilizada para monitorizar gestações múltiplas e avaliar o desenvolvimento fetal (Ealy e Seekford, 2019). Esta técnica permite a deteção de gestações gemelares a partir dos 30 dias pós-inseminação. Em fêmeas não grávidas, pode ser utilizada para identificar a fase do ciclo estral da vaca ou para diagnosticar patologias uterinas e ováricas (Sice et al., 2022).

É uma técnica com sensibilidade de 97% aos 30 dias pós-inseminação artificial (Fricke et al., 2016a). Atualmente é considerado o método mais viável para o diagnóstico de gestações, pois os resultados são imediatos (Sice et al., 2022), sendo capaz de diagnosticar a presença ou ausência de sinais de gestação, viabilidade embrionária e deteção de perdas embrionárias (Racewicz et al., 2016).

Tabela 6. Estruturas gestacionais detectadas por ultrassom.

ESTRUTURAS	INTERVALO DE DIAS	MÉDIA EM DIAS
Embrião	19-24	20
Batimento cardíaco	19-24	21
Membrana alantoica	22-25	23
Aspeto curvo do embrião	22-30	25
Coluna vertebral	26-33	29
Descrição dos antigos membros	28-31	29
Amnios	28-33	29
Órbitas oculares	29-33	30
Contorno dos membros posteriores	30-33	31
L aspeto do embrião	29-39	33
Placentomas	33-38	35
Cascos	42-49	45
Movimento fetal	42-50	45
costelas	51-55	53

Retirado de <u>Sice et al. (2022).</u>

III. HIPÓTESE

Vacas Charolês induzidas com um protocolo de sincronização do estro e Inseminação Artificial em Tempo Fixo obtêm a mesma taxa de conceção durante a primavera e o outono em condições tropicais.

IV. OBJECTIVOS

4.1.   Geral

- O objetivo foi avaliar o efeito da primavera e do outono na taxa de conceção de vacas Charolês submetidas a um protocolo de sincronização do estro e à inseminação artificial em tempo fixo em condições tropicais.

4.2.   Específico

- Recolher dados sobre a temperatura ambiente e a humidade relativa no local onde se encontra o efetivo.

- Construir o índice temperatura-umidade para determinar o grau de stress térmico nos animais.

- Determinar a taxa de conceção e a taxa de expressão do estro.

V.   MATERIAIS E MÉTODOS

Animais e tratamentos

Todos os procedimentos utilizados foram aprovados pela Comissão de Bioética e Bem-Estar Animal da Faculdade de Medicina Veterinária e Zootecnia da Universidade de Colima (Ato de Avaliação: Nº 2/2022). O estudo foi realizado em 48 vacas Charolês localizadas a 19°18'06 "N e 104°15'15 "W em uma fazenda comercial de carne bovina no Município de Manzanillo, Colima (**Figura 1**), a uma altitude de 382 m a.s.l., com um clima tropical (Köppen Cfb; García, 2004).

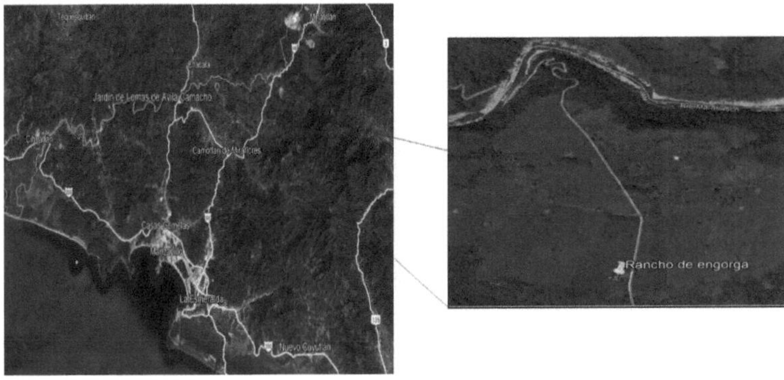

Figura 10. Localização de um rancho comercial de produção de carne de bovino.

O estudo teve uma duração de 140 dias divididos em dois períodos de 70 d/época. O primeiro período foi durante a estação do outono (14 de novembro de 2021 a 09 de janeiro de 2022) e o segundo período foi durante a estação da primavera (10 de abril de 2022 a 18 de junho de 2022). Para iniciar o estudo, a condição corporal de 7 (onde 1 é extremamente desperdiçado e 9 é extremamente obeso, (NASEM, 2016) dias no leite (80 ± 20 d) e número de partos (3 ± 1 partos) foram considerados como critérios de seleção. As vacas foram distribuídas aleatoriamente por uma de duas épocas: 1) 26, vacas no outono; 2) 22, vacas na primavera. Dez dias antes do início do protocolo de sincronização (d -10), foram observados sinais de saúde durante o exame clínico do sistema reprodutor das fêmeas, utilizando um ultrassom transrectal em tempo real (iScan, Draminski®, Olsztyn, Polónia), equipado com um transdutor de 7,5 MHz. De facto, a presença de folículos ≥ 2 mm confirmou a atividade ovárica (Lucy et al., 1992). Além disso, o tamanho do útero foi avaliado para observar sua completa involução.

As vacas foram submetidas ao mesmo regime alimentar à base de capim-braquiária e capim-tanzânia (*Andropogon gayanus* e *Panicum maximum,* respetivamente) em sistema extensivo, tendo sido fornecido sal comum como suplemento mineral e água *ad libitum.* O recinto de maneio tinha 15 m de largura e 30 m de comprimento, com uma sombra de 3 m de altura no centro, cobrindo apenas uma pequena parte do recinto.

Protocolo de sincronização do estro

$_4^{®}{}_4^{®}$Todas as vacas foram sincronizadas com base na P , que foi libertada através de um dispositivo intravaginal bovino (DIBActive 600; 0,6 g de P **DIB**), depois foi administrado 2 mg/mL de benzoato de estradiol IM (EstroActive; 1 mg/mL **BE**) no dia 0. $^{®®}$No dia 7, o DIB foi removido e foram administrados 0,150 mg de cloprostenol (InducelActive; 0,075 mg/mL **CLO**), 0,5 mg de cipionato de estradiol (CipioActive; 1 mg/mL **ECP**), bem como 400 UI de gonadotropina coriónica equina (GonActive; 200 UI/mL **eCG**) por via intramuscular. Todos os produtos hormonais utilizados neste protocolo de sincronização do cio provinham do mesmo laboratório comercial (Virbac, Zapopan, Jalisco, México). Finalmente, a inseminação artificial em tempo fixo (**IATF**) ocorreu 48 horas mais tarde (**Figura 2**).

Diagnóstico de gravidez

O diagnóstico de gravidez foi efectuado 39 d após a IATF através de ecografia transrectal para cada vaca em ambas as experiências. Além disso, a taxa de conceção (**TC**) foi determinada a partir do batimento cardíaco de um embrião, bem como da presença de fluido embriogénico. Finalmente, antes da IATF, o muco cervical foi observado em todas as vacas para determinar a taxa de expressão do estro.

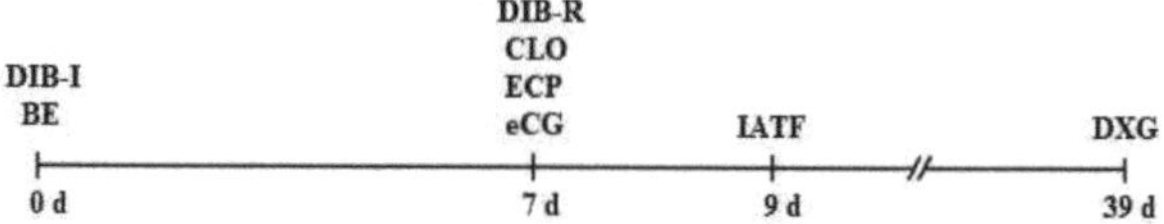

Figura 11: Protocolo de sincronização do estro. DIB-I e DIB-R = inserção (I) e remoção (R) do dispositivo intravaginal bovino; BE = 2 mg de benzoato de estradiol; CLO = 0,150 mg de cloprostenol; ECP = 0,5 mg de cipionato de estradiol; eCG = 400 UI de gonadotrofina coriónica equina; IATF = inseminação artificial em tempo fixo; DXG = diagnóstico de gestação.

Variáveis climáticas

As variáveis climáticas temperatura ambiente (**TA**, °C) e humidade relativa (**HR**, %) foram registadas de quinze em quinze minutos durante o período de estudo. Os dados foram obtidos na estação meteorológica do Laboratório Nacional de Modelação e Deteção Remota do Instituto Nacional de Investigadores Florestais, Agrícolas e Pecuários (INIFAP), situada na localidade de Manuel Ávila Camacho em Manzanillo, Colima. Com as variáveis obtidas, calculou-se o índice de temperatura-humidade (**TIH**) como indicador da CE com a seguinte fórmula (<u>Hahn, 1999</u>):

$$ITTH = 0,81\ TA + HR\ (\alpha\,\alpha - 14,4) + 46,4$$

Onde:

ITH = índice de temperatura-humidade;

TA = temperatura ambiente diária (°C); e

HR = humidade relativa diária (%).

Análise estatística

Todas as análises estatísticas foram efectuadas utilizando os procedimentos do software estatístico SAS (<u>2004</u>). Os valores máximos e mínimos correspondentes às variáveis climáticas, tais como TA, RH e ITH, foram obtidos utilizando o procedimento Var. [2]A taxa de conceção e a taxa de expressão do estro foram analisadas através de um teste de independência de Chi utilizando o procedimento Freq. O nível de significância estatística foi declarado a 5% e a tendência entre 5 e 10%.

VI.   RESULTADOS

A Figura 12 mostra os valores máximos e mínimos do ITH, RH e TA registados durante cinco semanas no primeiro período do estudo, correspondente à estação do outono.

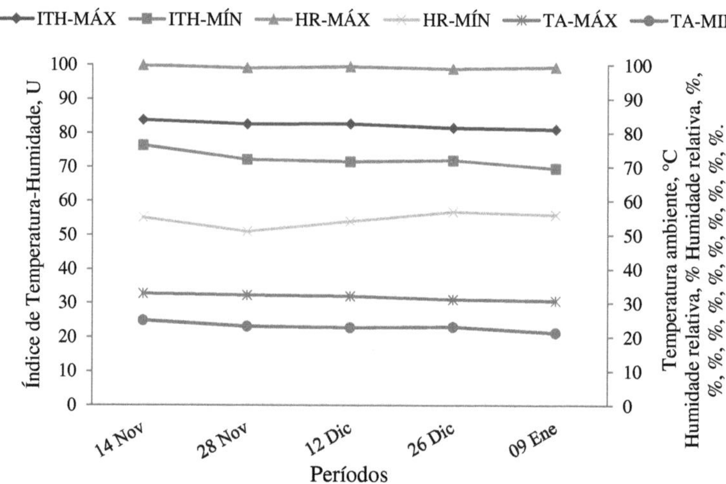

Figura 12: Valores máximos e mínimos do índice de temperatura-humidade, temperatura ambiente e humidade relativa durante o período de estudo no outono.

O valor máximo médio mais elevado da MOT foi de 83,8 unidades e o mais baixo de 81,0 unidades, durante o primeiro período do estudo e o valor mínimo no quinto período. Da mesma forma, o valor mínimo da MOT foi o mais elevado durante o primeiro período, com 76,2 unidades, enquanto no quinto período o valor mais baixo foi de 69,5 unidades.

Relativamente aos valores máximos de HR, o valor mais elevado foi de 99,8% no primeiro período e o valor mais baixo foi de 98,8% no quarto período. Da mesma forma, os valores mínimos de UR alta e baixa foram de 56,8 e 51,0 % durante o quarto e segundo períodos, respetivamente.

Finalmente, os valores máximos de TA alta e baixa foram de 32,7 e 30,6 °C, no primeiro e no último período. Por outro lado, os valores mínimos da máxima e da mínima da TA foram de 24,8 e 21,3 °C nos mesmos períodos registados na TA máxima, respetivamente.

Os dados de ITH, RH e TA foram expressos na **Figura 13**. Estes resultados foram também registados em cinco períodos, correspondentes ao tempo de primavera.

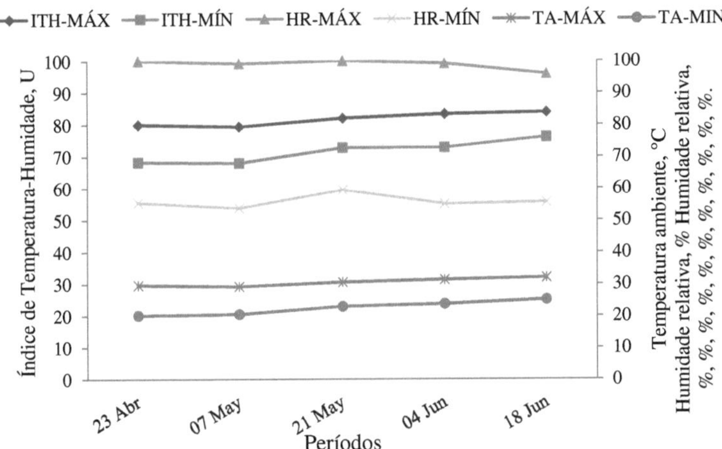

Figura 13: Valores máximos e mínimos do índice de temperatura-humidade, temperatura ambiente e humidade relativa durante o período de estudo na primavera.

O valor mais elevado do HTI máximo foi de 83,9 unidades e o valor mais baixo foi de 79,3 unidades, durante o quinto período de estudo e o valor mais baixo no segundo período de estudo. Da mesma forma, o MOT mínimo foi o valor mais elevado durante o quinto período, com 76,1 unidades, enquanto no segundo período foi de 67,9 como valor mais baixo.

Relativamente aos valores máximos de HR, os valores mais elevados foram de 100 % no primeiro e terceiro períodos, enquanto o valor mais baixo foi de 95,9 % no quinto período. Da mesma forma, os valores mínimos de UR altos e baixos foram de 59,5 e 53,7 % durante o terceiro e segundo períodos, respetivamente.

Finalmente, os valores máximos de TA alta e baixa foram 32,0 e 29,2 °C, no último e no segundo período. Por outro lado, os valores mínimos de TA alta e baixa foram de 25,1 e 20,2 °C no último e no primeiro período, respetivamente. Vale ressaltar que durante o segundo período a TA foi praticamente a mesma que a anterior com 20,5 °C.

Outros valores máximos e mínimos de ITH, RH e TA foram registados de hora a hora durante o período de estudo. Os valores do outono são apresentados na **Figura 14**, enquanto os valores da primavera são apresentados na **Figura 15**.

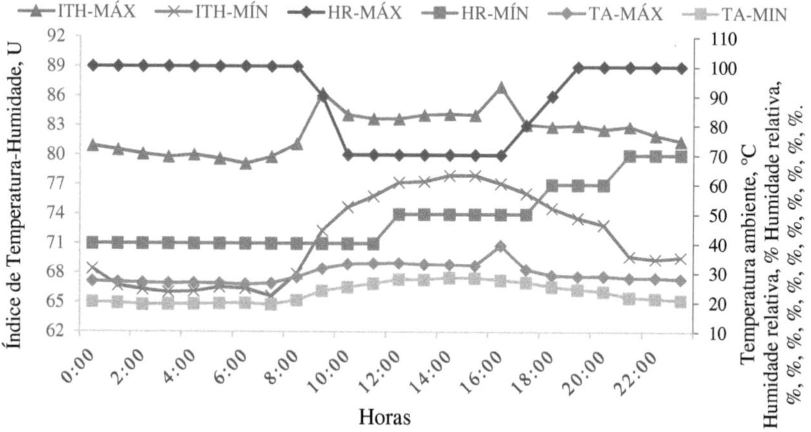

Valores máximos e mínimos do índice de temperatura-humidade (TIH), da temperatura ambiente (TA) e da humidade relativa (HR) por hora durante o período de estudo no outono.

Os valores máximos de ITH registados das 09:00 às 16:00 h, atingiram uma média de 85 unidades. Das 17:00 às 00:00 h, atingiu uma média de 82 unidades. Da 01:00 às 08:00 h, foi registada uma média de 80 unidades. Os valores mínimos de ITH registados nos mesmos períodos de tempo acima indicados foram, em média, 76, 72 e 67 unidades, respetivamente.

Os valores máximos de HR registados das 09:00 às 16:00 h, atingiram uma média de 72,5 %. Das 17:00 às 00:00 h, atingiu uma média de 96,2 %. Da 01:00 às 08:00 h, foi registada uma média de 100 %. Os valores mínimos de HR registados nos mesmos períodos de tempo acima indicados foram, em média, 46, 60 e 40 %, respetivamente.

Os valores máximos de TA registados das 09:00 às 16:00 h atingiram uma média de 34 °C. Das 17:00 às 00:00 h, atingiu uma média de 29 °C. Da 01:00 às 08:00 h, foi registada uma média de 26 °C. Os valores mínimos de TA registados nos mesmos períodos de tempo acima indicados foram, em média, 27, 23 e 19 °C, respetivamente.

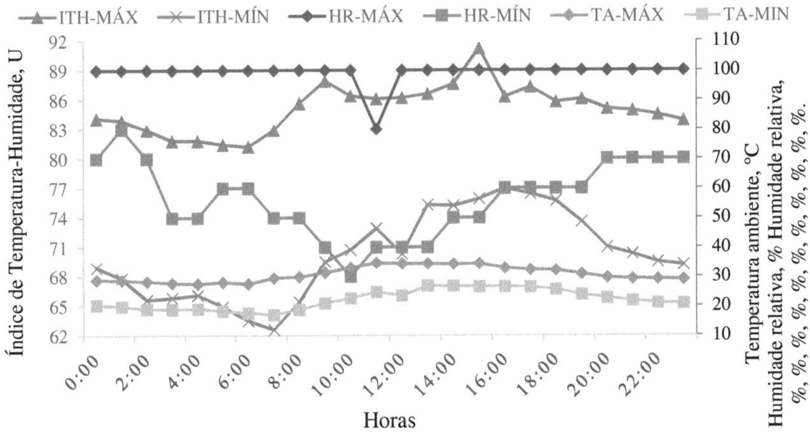

Valores máximos e mínimos do índice de temperatura-humidade (TIH), da temperatura ambiente (TA) e da humidade relativa (HR) por hora durante o período de estudo na primavera.

Os valores máximos de ITH registados das 09:00 às 16:00 h, atingiram uma média de 87 unidades. Das 17:00 às 00:00 h, atingiu uma média de 85 unidades. Da 01:00 às 08:00 h, foi registada uma média de 83 unidades. Os valores mínimos de ITH registados nos mesmos períodos de tempo acima indicados foram, em média, de 74, 72 e 66 unidades, respetivamente.

Os valores máximos de HR registados entre as 12:00 e as 10:00 horas atingiram uma média de 100 %. Apenas durante as 11:00 h atingiu 80 %. Os valores mínimos de HR registados entre as 09:00 e as 16:00 horas foram, em média, de 44 %. Das 17:00 às 00:00 h, atingiu uma média de 66 %. Da 01:00 às 08:00 h, foi registada uma média de 59 %.

Os valores máximos de TA registados das 09:00 às 16:00 h, atingiram uma média de 34 °C. Das 17:00 às 00:00 h, atingiu em média 30 °C. Da 01:00 às 08:00 h, registou-se uma média de 28 °C. Os valores mínimos de TA registados nos mesmos períodos de tempo acima indicados foram, em média, 25, 23 e 19 °C, respetivamente.

O quadro 7 mostra os resultados obtidos para a taxa de conceção e a taxa de expressão do estro na primavera em comparação com o outono. A taxa de conceção tendeu a ser mais elevada (P<0,10) durante o outono, com 61,5 %, enquanto que durante a primavera foi de 36,4 %. A taxa de expressão do estro também tendeu a ser mais elevada (P<0,10) durante o outono, com 54,4 %, em comparação com a primavera, com 31,8 %.

Tabela 7. Efeito da estação do ano na taxa de conceção e na expressão do estro de vacas Charolês sob inseminação artificial em tempo fixo nas regiões tropicais.

Época	TC[1]	TEE[2]
primavera	36.4 (8/22)[a]	31.8 (7/22)[a]
outono	61.5 (16/26)[b]	54.5 (12/22)[b]

[ab]Letras diferentes indicam tendência estatística (P<0,*10*).

[12]Taxa de conceção, %; Taxa de expressão do cio, %.

VII. DISCUSSÃO

A EC é gerada quando ocorrem alterações no ambiente que excedem a zona de termoneutralidade ou de bem-estar animal (<u>Armstrong, 1994</u>). As melhores condições de TA em bovinos são 18°C (<u>Pires, 2003</u>). <u>Chemineau (1993)</u> comentou que os bovinos após serem submetidos a altas temperaturas utilizam métodos evaporativos como a frequência respiratória e a sudorese, que geram um alto gasto energético para tentar perder calor.

A TA está associada à RH (<u>Jeelani et al., 2018</u>). De facto, considera-se que, se a RT e a RH excederem 25°C e 60%, respetivamente; os animais podem atingir até 73 unidades de ITH para sair da zona de conforto e apresentar problemas na manutenção da homeostase.

As médias obtidas na TA máxima durante o período de estudo do outono praticamente não apresentaram variação entre cada período. Durante os três primeiros períodos de tempo, manteve-se a 32 °C, aproximadamente; enquanto nos dois últimos períodos se manteve a uma média de 31 °C. Durante a primavera, os dois primeiros períodos registaram 29 °C; a partir do terceiro, quarto e quinto períodos, aumentou 1 °C de cada vez. Em geral, no município de Manzanillo, Col., o clima é tropical, no entanto, durante os meses de outono, o tempo torna-se seco e ligeiramente menos quente, com temperaturas que variam entre 29 °C. Durante os meses de verão, o clima é chuvoso, com TA a variar entre 32 °C; o mês com as temperaturas ambiente mais baixas é março, variando entre 19 e 23 °C (<u>METEORED, 2022</u>).

<u>Zazueta et al. (2021)</u>, no seu estudo realizado em Sinaloa, México, mostram que na estação outonal a TA máxima obtida foi de 32,8 ºC e a mínima de 18,2 ºC. As temperaturas máximas coincidem com as do presente estudo, no entanto, as temperaturas mínimas são 5 °C inferiores, ou seja, no estudo atingiram em média 23 °C. Portanto, apesar de se apresentar que as temperaturas poderiam ser mais favoráveis para o gado durante o outono, a realidade é que as condições ambientais são hostis na região de Manzanillo, Colima.

Os bovinos têm a capacidade de termorregular e regular a temperatura corporal. Habeeb et al. (2018) mencionam que animais que foram expostos a condições de calor intenso apresentam um aumento na concentração de cortisol, o que está diretamente relacionado à presença de estresse térmico. Durante o tempo do estudo, pôde-se observar que a TA em ambos os períodos do estudo apresentou uma média de 30 ºC. No entanto, ao obter os resultados por hora, observou-se que durante o outono a média da TA máxima foi superior a 31 ºC durante pelo menos 9 horas.

Durante a primavera, 11 horas (0900-1900 h) registaram uma média de TA máxima superior a 31 °C, no entanto, entre as 1100-1500 h ultrapassou os 34,0 °C. Durante a tarde, a TA registou valores elevados; os valores da manhã e da noite em ambas as estações variaram entre 26 e 29 °C. Por conseguinte, os bovinos utilizados no presente estudo estavam particularmente stressados durante as horas mais hostis do dia; no entanto, as horas de exposição solar ultrapassaram efetivamente as 12 horas.

No caso dos bovinos de carne, as temperaturas elevadas aumentam o consumo de água, diminuem a ingestão de alimentos e afectam o rendimento da carne (Arias et al., 2008). As temperaturas elevadas alteram o metabolismo dos bovinos e geram um desequilíbrio hormonal que impede uma reprodução correta (Bañuelos e Sánchez, 2005). Por outro lado, a idade da puberdade pode ser afetada sob CE, uma vez que a ingestão de alimentos e as horas de pastagem diminuem, o que faz com que o animal não obtenha as necessidades nutricionais durante o crescimento e atrasa o momento da puberdade. Por conseguinte, o aumento da temperatura uterina em 0,5 °C, acima de 38,6 °C (normal), resulta numa redução de 12,8 % da taxa de gestação (Gwazdauskas et al., 1973).

Se a TA descer abaixo dos 21 °C durante a noite, durante 3 a 6 horas, as vacas perdem todo o calor ganho durante o dia durante a noite (Correa et al., 2016). De facto, isso não aconteceu durante o outono, porque, nas horas noturnas, a temperatura ambiente permaneceu dentro de 28 °C (1000 - 0000 h), depois diminuiu para 26 °C (0100 a 700 h). Assim, é importante considerar que o ITH nunca desceu abaixo das 79 unidades durante todo o outono, o que indica uma CE ligeira nos bovinos, uma vez que não foram capazes de mitigar o calor que receberam ao longo do dia.

Durante a primavera, o ITH nunca desceu abaixo das 83 unidades, pelo que se obteve uma CE moderada nos animais. As temperaturas ambiente foram superiores a 30 °C. A relevância deste cenário reside no facto de as vacas, durante este período, terem estado expostas a esta temperatura durante pelo menos 11 horas, o que afectou negativamente a mitigação do calor e a termorregulação dos bovinos.

Thompson et al. (1996) referiram que a diminuição da taxa de conceção na estação quente varia 20-30% menos do que na estação das chuvas ou no inverno. No entanto, ao considerar o exposto neste estudo, obteve-se uma diminuição de 69% na primavera em relação ao outono, ou seja, 30% maior do que o relatado na literatura. Por conseguinte, é evidente que a carga térmica expressa na taxa de conceção obtida pelas vacas da primavera foi mais elevada. Uma TA elevada pode levar à morte das vacas sob EC (Rhoads et al., 2013). Algumas das estratégias que ajudam a mitigar a alta TA é colocar áreas sombreadas, que podem ser apropriadas dependendo do número de animais e sua localização, de fato, foi demonstrado que os animais diminuem 30 a 45% a carga de calor sob sombra, em relação aos animais que foram expostos diretamente à radiação solar (Ulvshammar, 2014).

O ITH tem sido utilizado para indicar o grau de DC em bovinos, no qual os valores de FC e AT são combinados (Romo et al., 2019). No presente estudo, os valores máximos de ITH durante ambas as estações não caíram abaixo de 80 unidades em média. Os valores mais elevados de ITH em ambas as épocas foram os registados durante as 0900 a 1600 h. De facto, durante a primavera atingiu 87 unidades em média, no entanto, durante o outono foram obtidas menos 2 unidades. No entanto, durante as 1600 h do outono, obteve-se uma média de 87 unidades de ITH máximo, deixando as vacas numa situação de CE moderada, enquanto durante as 1500 h da primavera se obteve uma média de 92 unidades de ITH máximo, ou seja, 5 unidades de deferência fizeram com que as vacas sofressem de CE grave. Durante a primavera, foi possível obter uma diferença de 8 % entre o valor médio total do ITH máximo horário registado, que foi de 85 unidades, e o valor médio do ITH máximo registado às 1500 h, que foi de 92 unidades. Huertas et al. (2020), comentam que, se os valores de ITH estiverem entre 82 e superiores a 92 unidades, pode ocorrer DC moderada a severa, o que pode influenciar a eficiência reprodutiva do gado. A melhoria do conforto permite que os animais destinem mais tempo às atividades de pastoreio e ruminação para obter uma melhor taxa de conceção (<u>Peri et al., 2016</u>). Um exemplo disso é quando os animais em ambas as estações podem ter encontrado nas horas noturnas um alívio para consumir alimentos e mitigar as demandas de energia para manutenção e reprodução, no entanto, isso não foi avaliado durante o estudo.

Por outro lado, **a Figura 12** mostra uma elevação de 11 unidades do ITH máximo acima das 72 unidades (valor sem CE; <u>Macías et al., 2018</u>), pelo menos durante os três primeiros períodos de estudo no outono. No entanto, o mesmo aconteceu na primavera, ou seja, 11 unidades de ITH também foram obtidas acima do valor sem CE, mas durante os dois últimos períodos de estudo na primavera.

<u>Hahn et al. (1999)</u> referem que não é apenas importante ter em conta a pontuação do ITH, mas também a duração e a intensidade do ITH (número de horas/dias/frequência de exposição, etc.). A frequência da exposição é de grande importância porque quanto mais longas forem as horas de exposição, menos tempo os animais têm para dissipar a carga térmica (<u>St-Pierre et al., 2013</u>).

Os valores mínimos de ITH na estação de outono e primavera (**Figura 12 e 13**), variam de 67,9 a 69,5 unidades, ou seja, em cerca de 1 °C de diferença, o que neste caso não gera EC leve, no entanto, estes valores foram registados entre as horas da manhã (0600 e 0700 h; **Figura 14 e 15**). Isso poderia gerar controvérsia, pois são apenas duas horas do dia em que os bovinos do estudo foram encontrados sem a presença de nenhum tipo de estresse térmico, porém, sabe-se que duas horas não geram alívio suficiente. <u>Huertas et al. 2020</u>, mencionam que os níveis de stress térmico em bovinos são considerados normais se o ITH for inferior a 72 unidades, ou seja, entre 72 a 78 unidades é um EC leve, entre 79 a 83 unidades é um EC moderado e acima de 84 unidades é grave. Adicionalmente, <u>Correa et al. (2016)</u> referem que se as unidades de ITH forem superiores a 72 unidades a taxa de conceção é reduzida até 50%, devido à EC. Este facto coincide com os valores moderados de DC durante o outono, uma vez que se verificou uma redução de 39% na taxa de conceção das vacas em estudo; no entanto, durante a primavera esta redução foi maior, 64%, como resultado de DC severa. Isto significa que, se os valores de ITH forem elevados, também podem aumentar as constantes fisiológicas nos bovinos (<u>Mader et al., 2006</u>), como a frequência respiratória, a frequência cardíaca, a diminuição da ingestão de alimentos, o aumento do consumo de água e os desequilíbrios nos gases sanguíneos e electrólitos plasmáticos (Carroll e Forsberg, 2007).

Em vacas com DC, a duração do estro é reduzida e a incidência de anestro aumenta (Collier et al., 2017). O stress térmico afecta a duração e a intensidade do estro, hormonalmente, o fluxo sanguíneo e o desenvolvimento embrionário. Naturalmente, a inatividade física ou prostração serve para diminuir a carga de calor no animal, no entanto, é a principal causa de uma baixa taxa de deteção de estro, pois dificulta o trabalho dos observadores de estro (Góngora e Hernández, 2010). Com o aumento da temperatura corporal, o embrião perde a sua vitalidade e ocorre a reabsorção (Fournel et al., 2017). Portanto, é lógico pensar que todos aqueles animais que têm maior conforto e produtividade são aqueles em ambientes mais frios em relação aos de locais mais quentes (Damián e Fernández, 2021). De acordo com os resultados deste estudo, é possível implementar estratégias que ajudem a mitigar os efeitos do DC, principalmente na primavera, provavelmente utilizando sistemas silvopastoris, onde Mancera et al. (2018), comentam que além de fornecer alimento para os animais, proporcionam proteção natural contra a radiação solar, pois ajuda a equilibrar os componentes naturais e forrageiros, permitindo a diversificação do ecossistema (Viñoles et al., 2022). Além disso, estratégias de manejo reprodutivo podem ser realizadas em horários com menor carga térmica, podem ser feitas modificações nos currais que incluam áreas mais sombreadas ou mesmo modificações ambientais baseadas em sistemas de resfriamento, pois estes têm sido utilizados para reduzir o ITH de 1 a 6 unidades, o TA de 0,2 a 5 °C (Fournel et al., 2017), e até mesmo melhorar a taxa de fertilidade em 40% (Correa et al., 2016).

Os factores que afectam a taxa de expressão do estro incluem problemas ambientais, de saúde, nutricionais e sociais (Butler e Smith, 1989). Assim, os efeitos negativos da EC nos bovinos estão associados à redução da intensidade do estro (Younas et al., 1993), a diminuição da expressão do estro nos bovinos apresenta alterações na função ovárica. Este facto foi evidenciado no estudo, uma vez que esta variável tendeu a ser mais elevada no outono do que na primavera, ou seja, durante a primavera foi reduzida em 68%, mas durante o outono apenas em 46%, o que evidencia o conforto ou a hostilidade de cada estação, respetivamente.

A utilização da sincronização do estro e da IATF são alternativas que ajudam a melhorar a reprodução dos bovinos em EC, pois elimina a necessidade de detetar o estro para aumentar a taxa de gestação e a eficiência reprodutiva (Nezhad, 2013). Assim, o aumento da taxa de deteção de estro poderia melhorar os parâmetros reprodutivos nas unidades de produção (Saumande e Humblot, 2005). A utilização da IATF não protege o embrião da mortalidade embrionária causada pela DC (De la Sota et al., 1998). Espinoza et al. (2021), realizaram um estudo com 110 vacas para avaliar a resposta do estro e a gestação em vacas de corte *Bos taurus*, onde foram utilizados dois tratamentos, o primeiro tratamento para ovulação das vacas foi baseado no benzoato de estradiol (IM, 2 mg) e ao mesmo tempo a inserção de um dispositivo vaginal (IVD) com 1.4O DIV foi removido ao fim de 8 dias e foram aplicados 25 mg de PGF2α, 1 mg de cipionato de estradiol (CE) e 300 UI de gonadotropina coriónica equina (eCG), tendo a IATF sido realizada 48 a 52 horas mais tarde. O segundo tratamento foi semelhante ao tratamento 1, mas sem eCG.

Resultados de 73 % de taxa de gestação e 75 % de resposta na taxa de expressão do estro foram obtidos em vacas que receberam tratamento com eCG, no entanto, em vacas que não usaram eCG a taxa de expressão do estro foi de 57 % e a taxa de gestação foi de 53 %, o que diminuiu consideravelmente a percentagem de vacas que não foram induzidas com eGC. Os resultados obtidos no estudo de Espinoza et al. (2021) são superiores aos obtidos no outono e na primavera, ou seja, 38% e 136%, respetivamente, apesar de no presente estudo o protocolo de IATF incluir a administração de eCG.

Alguns produtores consideram que o maneio adicional resultante da aplicação dos protocolos da IATF pode aumentar o nível de DC nos animais; no entanto, no presente estudo não foi demonstrado qualquer aumento em consequência do maneio durante a aplicação da IATF.

As modificações ambientais baseadas em sistemas de arrefecimento podem ajudar a atenuar os efeitos negativos do stress térmico nos bovinos de carne.

VIII.   CONCLUSÃO

A taxa de conceção e a expressão do estro tenderam a melhorar durante o outono em comparação com a primavera. As condições de stress térmico foram moderadas durante o outono, mas severas na primavera. Ambas as estações podem comprometer seriamente os parâmetros reprodutivos de vacas Charolês sob inseminação artificial em tempo fixo nos trópicos.

IX. LITERATURA CITADA

1. Anta E, *et al.* (1989). Análise da informação publicada sobre reprodução bovina no México. *Veterinaria México*, 20, 11-18. ISSN 2448-6760.

2. Álvarez, V., *et al.* (2020). Efeito da suplementação pré-parto com cloreto de cálcio na concentração de glicose e ureia no intervalo parto-estro em vacas Carora. *Gazeta de Ciências Veterinárias*, 25(2), 15-25. Disponível: https://revistas.uclave.org/index.php/gcv/article/view/3731

3. Arias, R, *et al.* (2008). Factores climáticos que afectam o desempenho produtivo de bovinos de carne e de leite. *Arquivos de Medicina Veterinária*, 40(1), 7-22. http://dx.doi.org/10.4067/S0301-732X2008000100002

4. Armstrong, D. (1994). Interação do stress térmico com a sombra e o arrefecimento. *Journal of Dairy Science*, 77, 2044-2050. https://doi.org/10.3168/jds.S0022-0302(94)77149-6

5. Aro, R. A., & Álvarez, R. J. A. (2019). Efeito do GnRH nos estágios do protocolo de sincronização do estro com progestágenos e inseminação artificial em tempo fixo em vacas zebuínas cruzadas. *Apthapi*, 5(1), 1380-1389. Disponível: https://apthapi.umsa.bo/index.php/ATP/article/view/15

6. Avalos, D.O.Y., *et al.* (2018). Inseminação artificial em tempo fixo em vacas com proestro prolongado de 60 e 72 horas. Agronomia Mesoamericana, 29(2), 363-373. http://dx.doi.org/10.15517/ma.v29i2.29503

7. Bañuelos, R., & Sánchez, S. (2005). A proteína de stress térmico HSP70 funciona como um indicador da adaptação dos bovinos às zonas áridas. *REDVET*, 6 (3),12. Disponível:
   http://www.veterinaria.org/revistas/redvet/n030305.html

8. Bartolomé, J. (2009). Endocrinologia e fisiologia da gestação e do parto em bovinos. *Taurus*, 11, 20-28. Disponível em: http://www.produccion-animal.com.ar/

9. Becker, C., et al. (2020). Revisão convidada: Efeitos fisiológicos e comportamentais do stress térmico em vacas leiteiras. *Journal of Dairy Science*, 103(8), 6751-70. https://doi.org/10.3168/jds.2019-17929

10. Boeta, M., *et al.* (2018). Inseminação artificial. Valencia, J. Fisiología reproductiva de los animales domésticos (1ª Edição, pp. 265-283). *México: FMVZ-UNAM.* ISBN: 9786073006712

11. Brito, R. (1999). Fisiologia da Reprodução Animal com elementos de Biotecnologia" *Editorial Felix Varela,* La Habana. pp. 254- 261.

12. Butler, W., & Smith, R. (1989). Interrelationships between energy balance and post partum reproductive function. *Journal of Dairy Science,* 72, 767-87. https://doi.org/10.3168/jds.S0022-0302(89)79169-4

13. Carroll, J., & Forsberg, N. (2007). Influência do stress e da nutrição na imunidade dos bovinos. *Veterinary Clinics of North America: Food Animal Practice,* 23(1), 105-149. https://doi.org/10.1016/j.cvfa.2007.01.003

14. Carvalho, B., *et al.* (2008). Efeito da luteólise precoce em protocolos de IA cronometrada à base de progesterona em novilhas *Bos indicus, Bos indicus* x *Bos taurus* e *Bos taurus. Theriogenology,* 69(2), 167-175. https://doi.org/10.1016/j.theriogenology.2007.08.035

15. Gado, E. (2020). Parâmetros reprodutivos e eficiência reprodutiva em bovinos. Disponível: http://repository.ucc.edu.co/bitstream/20.500.12494/17465/1/2020_parametro s_reproductivos_eficiencia.pdf

16. Chemineau, P. (1993). Ambiente e reprodução animal. Disponível em: http://www.fao.org/3/v1650t04.html

17. Colazo, M., & Mapletoft, J. (2022). Factores associados à libertação de gonadotrofinas e ovulação após administração exógena de GnRH em *Bos taurus. Veterinary Science,* 24(2), 221-240. https://cerac.unlpam.edu.ar/index.php/veterinaria/article/view/7000/7637

18. Collier, R., *et al.* (2017). Revisão de 100 anos: Fisiologia do stress, incluindo o stress térmico. *Journal of Dairy Science,* 100, 1036780. https://doi.org/10.3168/jds.2017-13676

19. Correa, A., *et al.* (2016). Efeito do tempo de suplementação de progesterona na progesterona sérica e na taxa de conceção de novilhas Holstein resfriadas durante o verão. *Animal Science Journal,* 87(6), 745-749. https://doi.org/10.1111/asj.12488

20. Damián, M., & Fernández, D. (2021). Efeito termorregulador de ovelhas Merino Isla Socorro e seus cruzamentos com Pelibuey em duas épocas do ano em condições tropicais. *Faculdade de Medicina Veterinária e Zootecnia, Universidade de Colima.*

21. Davidson, A. P., & Stabenfeldt, G. H. (2014). Secção VI: Reprodução e lactação. Controlo da ovulação e do corpo lúteo. Ciclos reprodutivos. Em J. G. Cunningham & B. G. Klein (Eds.), *Cunningham's Textbook of Veterinary Physiology* (4ª ed., Vol. 1, pp. 416-430). *Barcelona, Espanha: Elsevier Health Science Division.* ISBN 9781437723618.

22. de Aguiar, D., *et al.* (2020). O stress térmico prejudica o desenvolvimento in vitro de folículos pré-antrais de bovinos. *Animal Reproduction Science*, 213, 106277. https://doi.org/10.1016/j.anireprosci.2020.106277

23. De la Sota, R. L., *et al.* (1998). Avaliação da inseminação temporizada durante o stress térmico do verão em vacas leiteiras em lactação. *Theriogenology*, 49(4), 761-770. https://doi.org/10.1016/S0093-691X(98)00025-9

24. Ealy, A. & Seekford, Z. (2019). Revisão do simpósio: Previsão da perda de gravidez em gado leiteiro. *Journal of Dairy Science*, 102(12), 11798-11804. https://doi.org/10.3168/jds.2019-17176

25. Espinoza, V.J.L., *et al.* (2021). Inseminação artificial em tempo fixo e reinseminação de vacas de corte tratadas com e sem gonadotrofina coriónica equina. *Nova Scientia*, 13(27). https://doi.org/10.21640/ns.v13i27.2747

26. FAO. (2017). Organização das nações unidas para a alimentação e a agricultura. Disponível: http://www.fao.org/mexico/fao-en-mexico/mexico-en-una-mirada/en/ (dezembro de 2017)

27. Fernández, S. M. C. (2008). Ovogénese, foliculogénese e dinâmica folicular. Em S. M. C. Fernández (Ed.), El ciclo estral de la vaca: diagnóstico fotográfico (1ª ed. ilustrada, Vol. 1, pp. 10-18). Zaragoza, Espanha: *Servet Diseño y Comunicación.* ISBN: 978-84-935971-2-2

28. FIRA. (2017). Panorama agroalimentario. Carne bovina 2017. Dos trusts instituídos em relação à agricultura. Disponível: https://www.gob.mx/cms/uploads/attachment/file/200639/Panorama_Agroalim entario_Carne_de_bovino_2017__1_.pdf (6 de dezembro de 2017). [Links]

29. Fournel, S., *et al.* (2017). Práticas para aliviar o stress térmico de vacas leiteiras em climas continentais húmidos: uma revisão da literatura. *Animals*, 7(5), 37. https://doi.org/10.3390/ani7050037

30. Fricke, M., *et al.* (2016a). Efeito da manipulação da progesterona antes da inseminação artificial cronometrada 50 nos parâmetros reprodutivos e endócrinos em vacas Holstein-Frísia de parto sazonal, baseadas em pastagens. *Journal of Dairy Science*, 99(8), 6780-92. https://doi.org/10.3168/jds.2016-11229

31. Fricke, P., et al. (2016b). Métodos e implementação do diagnóstico de gravidez em vacas leiteiras. *Veterinary Clinics: Food Animal Practice*, 32(1), 165-180. https://doi.org/10.1016/j.cvfa.2015.09.006

32. Gallegos, F., *et al.* (2022). Produção de embriões bovinos in vitro: estado da arte Produção de embriões bovinos in vitro: estado da arte. *ESPOCH Congresses: The Ecuadorian Journal of STEAM*, 2(1). http://dx.doi.org/10.18502/espoch.v2i2.11192

33. García, E. (2004). Modificações ao sistema de classificação climática de Köppen. *Universidade Nacional Autónoma do México*. ISBN 9683673988

34. Giraldo, J. (2014). Um olhar sobre o uso da inseminação artificial em bovinos. *Revista Lasallista de Investigación*, 4 (1) pp.51-57. Disponível: http://www.redalyc.org/articulo.oa?id=69540108

35. Giraldo, J., *et al.* (2017). Avaliação da estimulação ovariana e da qualidade de oócitos bovinos obtidos por aspiração folicular. *Revista de Agricultura e Ciências Animais*, 6(1), 20- 28. http://dx.doi.org/10.22507/jals.v6n1a2

36. Gómez, T., *et al.* (2014). Os dois peptídeos hipotalâmicos da orexina: sua localização e ação no eixo hipotálamo-hipófise-gonadal. *Revista Mexicana de Neurociências*, 15(6), 345-350. Disponível: https://www.medigraphic.com/pdfs/revmexneu/rmn-2014/rmn146g.pdf

37. Góngora, A., & Hernández, A. (2010). A reprodução das vacas é afetada por altas temperaturas ambientais. *Revista UDCA Actualidad & Divulgación Científica*, 13(2), 163-173. https://doi.org/10.31910/rudca.v13.n2.2010.742

38. Granados, D., *et al.* (2018). Caracterização e tipificação do sistema de duplo propósito na criação de gado no distrito de desenvolvimento rural 151, Tabasco, México. *Ata Universitaria*, 28(6), 47-57.

https://doi.org/10.15174/au.2018.1916

39. Gutiérrez, J., *et al.* (2005). Utilização do protocolo ovsynch no controlo do anestro pós-parto em vacas cruzadas de duplo propósito. *Revista Científica*, 15(1), 7-13. Disponível: http://www.redalyc.org/articulo.oa?id=95915102

40. Gwazdauskas, F., *et al.* (1973). Physiological, environmental, and hormonal factors at insemination which may affect conception. *Journal of Dairy Science* 56 (7), 873-877. https://doi.org/10.3168/jds.S0022-0302(73)85270-1

41. Habeeb, A., *et al.* (2018). Efeitos negativos do stress térmico no crescimento e na produção de leite de animais de criação. *Journal of Animal Husbandry and Dairy Science*, 2(1), 1-12. Disponível: https://www.sryahwapublications.com/journal-of-animal-husbandry-and-dairy-science/pdf/v2-i1/1.pdf

42. Hafez, E. S. E., & Hafez, B. (2002). Foliculogénese, maturação do oócito e ovulação. Hafez, E. S. E., & Hafez, B. (Eds.). Artificial reproduction and insemination in animals (4th Edition, pp. 70-83). *McGraw-Hill Interamericana Editores, S. A. de C. V.* ISBN. 9701037197

43. Hahn, G. J. (1999). Dynamic responses of cattle to thermal heat loads (Respostas dinâmicas dos bovinos a cargas térmicas de calor). *Journal of Animal Science*, 77(suppl_2), 10-20. https://doi.org/10.2527/1997.77suppl_210x

44. Hernández C., J. (2012). Fisiologia clínica da reprodução de bovinos leiteiros. *México, UNAM.* https://doi.org/10.22201/fmvz.9786070286902e.2016

45. Horrach, M., *et al.* (2021). Factores que afectam a taxa de conceção na inseminação em tempo fixo em vacas de raça cruzada. *Journal of Animal Production, 33*(1), 26-36. Disponível: https://revistas.reduc.edu.cu/index.php/rpa/article/view/e3576

46. Huertas, S., *et al.* (2020). Avaliação do índice de temperatura e umidade como uma medida confiável para avaliar o estresse térmico em animais em sistemas silvipastoris temperados. *Instituto Nacional de Investigação Agrária.* Disponível: http://www.ainfo.inia.uy/digital/bitstream/item/14475/1/Inia-Fpta-87-proyecto-311-2020.pdf#page=57

47. INEGI. (2020). Anuário Nacional. Disponível em: https://cuentame.inegi.org.mx/monografias/informacion/col/territorio/#:~:text=P or%20su%20superficie%2C%20Colima%20ocupa%20el%20lugar%2028%20 a%20nivel%20nacional.&text=Colima%20tiene%20una%20extensi%C3%B3n %20de,de%20Poblaci%C3%B3n%20y%20Vivienda%202020

48. INTAGRI (2018). Caraterísticas reprodutivas da fêmea bovina. Disponível: https://www.intagri.com/articulos/ganaderia/caracteriticas-reproductivas-de-la-hembrabovina

49. Jiménez, J., & Sánchez, R. (2014). "O mercado de carne bovina no México, 1970-2011". Estudos Sociais. *Revista de Alimentação Contemporânea e Desenvolvimento Regional*, 22 (43). Disponível: https://www.scielo.org.mx/pdf/estsoc/v22n43/v22n43a4.pdf

50. Jeelani, R., *et al.* (2018). Reavaliação do índice temperatura-umidade para medir o stress térmico em bovinos leiteiros cruzados de uma região subtropical. *Journal of Thermal Biology*, 82, 99-106. https://doi.org/10.1016/j.jtherbio.2019.03.017

51. Kruif, A. (1978). Factores que influenciam a fertilidade de uma população bovina. *Reproduction*, 54, 507-518. https://doi.org/10.1530/jrf.0.0540507

52. López, H. (2021). Diagnóstico precoce e confirmação da gravidez. *BM Editores, SA de CV*. Disponível: https://bmeditores.mx/ganaderia/diagnostico-temprano-y-confirmacion-de-la-gestacion/#:~:text=El%20diagn%C3%B3stico%20temprano%20de%20la,vaca %20est%C3%A1%20o%20no%20pre%C3%B1ada

53. Lozano, R., *et al.* (1992). Efeito do ambiente no comportamento reprodutivo e na fertilidade de vacas suíço-americanas nos trópicos sub-húmidos. *Revista Mexicana de Ciencias Pecuarias*, 30 (3), 208-222. Disponível em: https://cienciaspecuarias.inifap.gob.mx/index.php/Pecuarias/article/view/3621

54. Loyo, A., *et al.* (2018) Avaliação de parâmetros produtivos e reprodutivos em bovinos cruzados *Bos taurus* x *Bos indicus* em sistema de duplo propósito em Veracruz. *Innovación en la Ganadería Veracruzana*, 183. Disponível: http://cdigital.uv.mx/handle/123456789/39961

55. Lucy, M., *et al.* (1992). Factores que afectam a dinâmica folicular do ovário em bovinos. *Journal of Animal Science*, 70(11), 3615-3626. https://doi.org/10.2527/1992.70113615x

56. Macias , U., et al. (2018). Variações nas respostas termorregulatórias de ovelhas peludas durante os meses de verão em um clima desértico. *Revista Mexicana de Ciencias Pecuarias*, 9(4), 739-753. https://doi.org/10.22319/rmcp.v9i4.4527

57. Mader, T., *et al.* (2006). Environmental Factors Influencing Heat Stress in Feedlot Cattle (Factores ambientais que influenciam o stress térmico em bovinos de engorda). *Journal of Animal Science*, 84, 712-719. https://doi.org/10.2527/2006.843712x

58. Mancera, K., *et al.* (2018). Integração de ligações entre a cobertura arbórea e o bem-estar do gado na avaliação de sistemas silvopastoris. *Agronomia para o Desenvolvimento Sustentável*, 38, 1-9. https://doi.org/10.1007/s13593-018-0497-3

59. Mapletoft, R. (2006). Transferência de embriões em bovinos. *IVIS Reviews in Veterinary medicine, I.V.I.S* (Ed.) *International Veterinary information Service, Ithaca NY*; R0104. 1196.PT

60. Marcoppido, G., *et al.* (2018). Bem-estar animal: resposta ao stress em bovinos utilizados em investigação. *Anuário de Pesquisa da USAL*, (4). Disponível: https://p3.usal.edu.ar/index.php/anuarioinvestigacion/article/view/4209/5239

61. Marizancén, M., & Artunduaga, L. (2017). Melhoramento genético em bovinos por meio de inseminação artificial e inseminação artificial em tempo fixo. *Revista de Investigación Agraria y Ambienta*, 8(2), 247-249. https://doi.org/10.22490/21456453.2050

62. Matamoros, R., & Sanhueza, J. (2017). Princípios básicos do sistema endócrino. *Fundamentos de la fisiología y endocrinología reproductiva en animales domésticos, Ed. Universidad de Santo Tomas, Santiago de Chile* 11 pp. ISBN: 9789560104106.

63. Mbuthia, J., *et al.* (2021). Modelagem dos efeitos do estresse térmico na produção de leite de gado leiteiro em um ambiente tropical usando registros de dias de teste e modelos de regressão aleatória. *Animal*, 15(8), 100222. https://doi.org/10.1016/j.animal.2021.100222

64. METEORED. Sistema de informação aberto. Disponível: https://www.meteored.mx/clima_Manzanillo-America+Norte-Mexico-Colima-MMZO-1-22335.html

65. Mikkola, M., & Taponen, J. (2017). Rendimento embrionário em gado leiteiro após superovulação com Folltropin ou Pluset. Theriogenology, 88, 84-88. https://doi.org/10.1016/j.theriogenology.2016.09.052

66. NASEM (2016). Necessidades nutricionais dos bovinos de carne. Academias Nacionais de Ciências, Engenharia e Medicina. ISBN: 9780309317023

67. Navarro, M.M.C., *et al.* (2021a). Transferência de embriões em mamíferos domésticos. Rangel Santos, R. Reproducción asistida y conservación de mamíferos (1ª Edição, pp. 64-81). *UAM-Ediciones del Lirio.* ISBN: 9786078785278

68. Navarro M. M. C., *et al.* (2021b). Reprodução assistida na conservação de mamíferos. Navarro M.M.C., *et al.* Reproducción asistida y conservación de mamíferos (1ª Edição, pp. 121-135). *UAM-Ediciones del Lirio.* ISBN. 9786078785278

69. Nezhad, F., *et al.* (2013). Efeito do estresse térmico nas reações oxidativas nas células sertoli de ovelhas. *Jornal* Internacional *de Agricultura e Ciência das Culturas,* 6.

70. Norman, J., *et al.* (2017). Seleção de caraterísticas de rendimento e aptidão ao abater Holsteins durante as três primeiras lactações. *Journal of Dairy Science,* 90, 1008-1020. https://doi.org/10.3168/jds.s0022-0302(07)71586-2

71. Obando, S.D.A. (2020). Base farmacológica e atualização sobre a sincronização do estro bovino. Disponível: https://repository.ucc.edu.co/server/api/core/bitstreams/1da85936-9b0c-4c15-b8b2-bb1a679c0578/content

72. Organização das Nações Unidas para a Alimentação e a Agricultura (FAO) (1968), Physical Characteristics of the Charolais Breed, 2ª edição, *Wisconsin - Estados Unidos,* pp. 353.

73. Palacios, N., *et al.* (2022). Distúrbios reprodutivos em bovinos leiteiros causados por estresse térmico Reproductive disorders in dairy cattle caused by heat stress. *Brazilian Journal of Animal and Environmental Research,* 5(1), 1336-1341. https://doi.org/10.34188/bjaerv5n1-103

74. Parra, I., & Magaña, Á. (2019). Caraterísticas técnico-econômicas dos sistemas de produção de gado bovino baseados em raças crioulas introduzidas no México. *Ecosistemas y Recursos Agropecuarios,* 6(18), 535-547. https://doi.org/10.19136/era.a6n18.2160

75. Parra, M., et al. (2017). Superovulação com sincronização da onda folicular e cio natural em vacas Holstein. *Revista de Produção Animal*, 29(1), 41-44. Disponível: http://scielo.sld.cu/scielo.php?script=sci_arttext&pid=S2224-79202017000100008

76. Pérez, E., *et al.* (2022). Função ovariana e resposta à sincronização do cio em gado Crioulo no México. Revisão. *Revista Mexicana de Ciencias Pecuarias*, *13*(2), 422-451. https://doi.org/10.22319/rmcp.v13i2.6032

77. Pérez, L., *et al.* (2015). Avaliação de dois protocolos de inseminação artificial em tempo fixo (FTAI) com dois indutores de ovulação (benzoato de estradiol e cipionato de estradiol) em vacas Criollo Caqueteño no departamento de Caquetá. REDVET. *Revista Eletrónica de Veterinaria*, 16(9), 1-11. Disponível: http://www.redalyc.org/articulo.oa?id=63641785003

78. Peri, P., *et al.* (2016). Sistemas Silvopastoris nas zonas subtropicais e de temperatura da América do Sul: Uma visão geral. In: Peri P, Dube F, Varella A. *Silvopastoral Systems in Southern South America,*1-8. https://doi.org/10.1007/978-3-319-24109-8_1

79. Pires, V., *et al.* (2021). Expressão de genes candidatos para o consumo alimentar residual em touros *Bos taurus* e *Bos indicus* adaptados aos trópicos em condições ambientais de termoneutralidade e stress térmico. *Journal of Thermal Biology*, 99, 102998. https://doi.org/10.1016/j.jtherbio.2021.102998

80. Pires, M. (2003). Relação dos dados climáticos com o desempenho animal. *Dados climáticos e sua utilização na atividade leiteira*, 1: 250. Disponível: https://www.embrapa.br/documents/1354377/1743402/Dados+Climaticos+-+Desempenho+Animal.pdf/2e7f5b68-39af-4405-8119-cd6f4a549746?version=1.0

81. Pohler, K., *et al.* (2017). Diagnóstico de gravidez em bovinos: quando, porquê e como. *Actas, Estratégias Reprodutivas Aplicadas em Gado de Carne*, 181-192.

82. Puebla, S., *et al.* (2018). Determinantes da oferta regional de carne bovina no México, 1994-2013. *Região e Sociedade*, *30*(72). https://doi.org/10.22198/rys.2018.72.a895

83. Racewicz, P., *et al.* (2016). Diagnóstico ultrassonográfico de gravidez precoce em bovinos usando diferentes sistemas de ultrassom. *Tierärztliche Praxis Ausgabe G: Großtiere/Nutztiere*, 44(03), 151-156.

84. Ramírez, L. & Lílido, N. (2006). O hipotálamo dos mamíferos domésticos. *Livestock World*, 2(1), 16-17. Disponível: http://www.saber.ula.ve/bitstream/handle/123456789/21953/articulo_6.pdf?se quence=2&isAllowed=y#:~:text=El%20hipot%C3%A1lamo%20es%20asiento %20de,ante%20est%C3%ADmulos%20provenientes%20del%20ambiente.

85. Reece, W. O. (2015). Secção IX: Endocrinologia, reprodução e lactação. Reprodução feminina em mamíferos. Em W. O. Reece, H. H. Erickson, J.P. Goff, & E. E. Uemura (Eds.), Dukes' *Physiology of Domestic Animals* (13ª ed. ilustrada, Vol. 1, pp. 670-693). Nova Iorque, Estados Unidos: WileyBlackwell. ISBN: 9781118501399

86. Regalado, V., & Álvarez, A. (2020). Caracterização do índice de temperatura e umidade e estresse térmico em bovinos leiteiros em dois laticínios na província de Mayabeque, Cuba. *Revista Cubana de Ciências Agrárias*, *54*(1), 11-18. Disponível: http://scielo.sld.cu/scielo.php?script=sci_arttext&pid=S2079-34802020000100011

87. Risco, C., *et al.* (2009). Comparação do desempenho reprodutivo em vacas leiteiras em lactação criadas por serviço natural ou inseminação artificial cronometrada. *Journal of Dairy Science*, 92, 5456-5466. https://doi.org/10.3168/jds.2009-2197

88. Ríos, Á., & Villagómez, E. (2020). Análise reprodutiva de vacas Brown Swiss x Zebu e Simmental x Zebu em condições tropicais. *Revista MVZ Córdoba*, *25*(1), 16-23. https://doi.org/10.21897/rmvz.1637

89. Riveros, A., *et al.* (2018). Comparação de dois protocolos de inseminação artificial em tempo fixo em vacas Brahman. *Revista MVZ Cordoba*, *23*(s), 7025-7034. https://doi.org/10.21897/rmvz.1425

90. Ronchi , B., *et al.* (2001). Influência do stress térmico e da restrição alimentar na progesterona plasmática, estradiol-17β LH, FSH, prolactina e cortisol em novilhas Holstein. *Livesock Production Science*, 68, 231-241. https://doi.org/10.1016/S0301-6226(00)00232-3

91. Rodríguez, E. (2021). A importância da nutrição na eficiência reprodutiva das vacas em aleitamento. *Livestock*, (133), 28-29.

92. Rhoads, R., et al. (2013). Intervenções nutricionais para aliviar as consequências negativas do stress térmico. *Advances in Nutrition*, 4(3), 267-276. https://doi.org/10.3945%2Fan.112.003376

93. Rojas, C., *et al.* (2021). Antecedentes y perspectivas de algunas enfermedades prioritarias que afectan a la ganadería bovina en México. *Revista Mexicana de Ciencias Pecuarias*, *12*, 111-148. https://doi.org/10.22319/rmcp.v12s3.5848

94. Romo, A., *et al.* (2019). Resposta comportamental dos produtores de gado de corte em acabamento intensivo em um clima quente do deserto. *Abanico Veterinario*, 9. https://doi.org/10.21929/abavet2019.928. https://doi.org/10.21929/abavet2019.928

95. SAS (2004). Guia do utilizador. *SAS Institute Inc., Cary, Carolina do Norte, EUA.*

96. Saumande, J., & Humblot, P. (2005). A variabilidade do intervalo entre o cio e a ovulação em bovinos e seus determinantes. *Animal Reproduction Science*, 85(3-4), 171-182. https://doi.org/10.1016/j.anireprosci.2003.09.009

97. Severino, V., *et al.* (2021). Caracterização socioeconómica e tecnológica dos sistemas de produção de gado crioulo em Campeche, México. *Ata universitaria*, 31. https://doi.org/10.15174/au.2021.3102

98. Sheldon, I.M. et al. (2006). Definição de doença uterina pós-parto em bovinos. *Theriogenology*, 65, 1516-1530. https://doi.org/10.1016/j.theriogenology.2005.08.021

99. Shipka, M., & Ellis, L. (1999). Effects of bull exposure on postpartum ovarian activity of dairy cows. *Animal Reproduction Science*, 54 (4), 237-244. https://doi.org/10.1016/s0378-4320(98)00160-2

100. SIAP (Servicio de Información Agroalimentaria y Pesquera) (2018). "Estatísticas de produção de gado para o México". Recuperado de https://www.gob.mx/siap/aciones-y-programas/produccion-pecuaria.

101. Sice, M., *et al.* (2022). Presente e futuro do diagnóstico de gravidez em bovinos. *Anales de Veterinaria de Murcia, 36.* Disponível: https://dialnet.unirioja.es/servlet/articulo?codigo=8762003

102. St-Pierre, N.R. *et al.* (2013). Perdas económicas decorrentes do stress térmico nas indústrias pecuárias dos EUA. *Journal of Animal Science*, 86, E52-E77. https://doi.org/10.3168/jds.S0022-0302(03)74040-5

103. Tapia, M., & Hepp, C. (2020). Gado de corte: Eficiência materna em rebanhos reprodutores. *Instituto de Investigaciones Agropecuarias Informativo, 55:*
https://biblioteca.inia.cl/bitstream/handle/20.500.14001/4044/Informativo%20I NIA%20N%C2%B0%2055?sequence=1

104. Thatcher, W.W., *et al.* (1994). Embryo health and mortality in sheep and cattle (Saúde e mortalidade embrionária em ovinos e bovinos). *Journal of Animal Science*, 72, 16-30. https://doi.org/10.2527/1994.72suppl_316x

105. Thompson, J., *et al.* (1996). Gestão da infertilidade estival no gado leiteiro Holstein do Texas. *Theriogenology*, 46, 547-58. https://doi.org/10.1016/0093-691x(96)00176-8.

106. Torres, A.V.F., *et al.* (2022). Avaliação económica da eficiência reprodutiva e produtiva em sistemas produtivos com gado Crioulo em Campeche, *México. Ata Universitaria*, 32, 1-15.
https://doi.org/10.15174/au.2022.3501

107. Ulvshammar K. (2014). Efeitos da sombra na produção de leite em vacas leiteiras suecas em pastagem. Disponível: https://stud.epsilon.slu.se/6604/7/ulvshammar_k_140416.pdf.

108. Utrera, Á. R., *et al.* (2007). Estimadores de parâmetros genéticos para caraterísticas de crescimento do gado Charolês mexicano. *Revista Mexicana de Ciencias Pecuarias*, 45(2), 121-130. Disponível em: http://www.redalyc.org/articulo.oa?id=61345201

109. Vallejo, D., et al. (2017). Sincronização da ovulação em bovinos utilizando gonadotrofina coriónica equina com e sem restrição de aleitamento. Revista de Medicina Veterinária, 35, 83-91.
https://doi.org/10.19052/mv.4391

110. Van der Hurk, R., & Zhao, J. (2005). Formation of mammalian oocytes and their growth, differentiation and maturation within ovarian follicles (Formação de oócitos de mamíferos e seu crescimento, diferenciação e maturação nos folículos ovarianos). *Theriogenology*, 63, 1717- 1751. https://doi.org/10.1016/j.theriogenology.2004.08.005

111. Verdoljak, J., *et al.* (2018). Reprodução e mortalidade de raças bovinas em clima subtropical da Argentina. *Abanico Veterinario*, *8* (1), 28-35. https://doi.org/10.21929/abavet2018.81.2. https://doi.org/10.21929/abavet2018.81.2

112. Viana J (2019). Estatísticas de 2018 da produção e transferência de embriões em animais domésticos de criação. *Boletim Informativo sobre Tecnologia de Embriões*, 36(4), 8-25. Disponível: https://www.iets.org/Portals/0/Documents/Public/Committees/DRC/IETS_Data _Retrieval_Report_2018.pdf

113. Viñoles, C., *et al.* (2022). Avanços no conhecimento sobre Sistemas Silvopastoris no Uruguai. *Arquivos Latino-Americanos de Produção Animal*, *30*(1), 43-53. Disponível: https://dialnet.unirioja.es/servlet/articulo?codigo=8658796

114. Wang, S., *et al.* (2020). Diagnóstico precoce de gestação com base em índices fisiológicos de bovinos leiteiros: uma revisão. *Tropical Animal Health and Production*, 52, 2205-2212. https://doi.org/10.1007/s11250-020-02230-9

115. Wolfenson, D., *et al.* (2000). Impaired reproduction in heat-stressed cattle: Basic and applied aspects [Reprodução prejudicada em bovinos submetidos a stress térmico: aspectos básicos e aplicados]. *Animal Reproduction Science*, 60-61, 535-47. https://doi.org/10.1016/S0378-4320(00)00102-0

116. Wiersma (1990). Departamento de Engenharia Agrícola. *Universidade do Arizona, Tucson.*

117. Younas, M., *et al.* (1993). Respostas estrais e endócrinas de vacas leiteiras Holsteins à ventilação forçada durante o verão. *Journal of Dairy Science*, 76(2), 430-436. https://doi.org/10.3168/jds.s0022-0302(93)77363-4

118. Zazueta, C., *et al.* (2021). Avaliação do conforto térmico de bovinos de corte em terminação intensiva em clima quente. *Revista de Investigaciones Veterinarias del Perú*, *32*(5). https://doi.org/10.15381/rivep.v32i5.19301

119. Zemjanis, R. (1962). Diagnostic and therapeutic techniques in animal reproduction (Técnicas de diagnóstico e terapêuticas na reprodução animal). Baltimore, *MD: The William and Wilikins Company.*

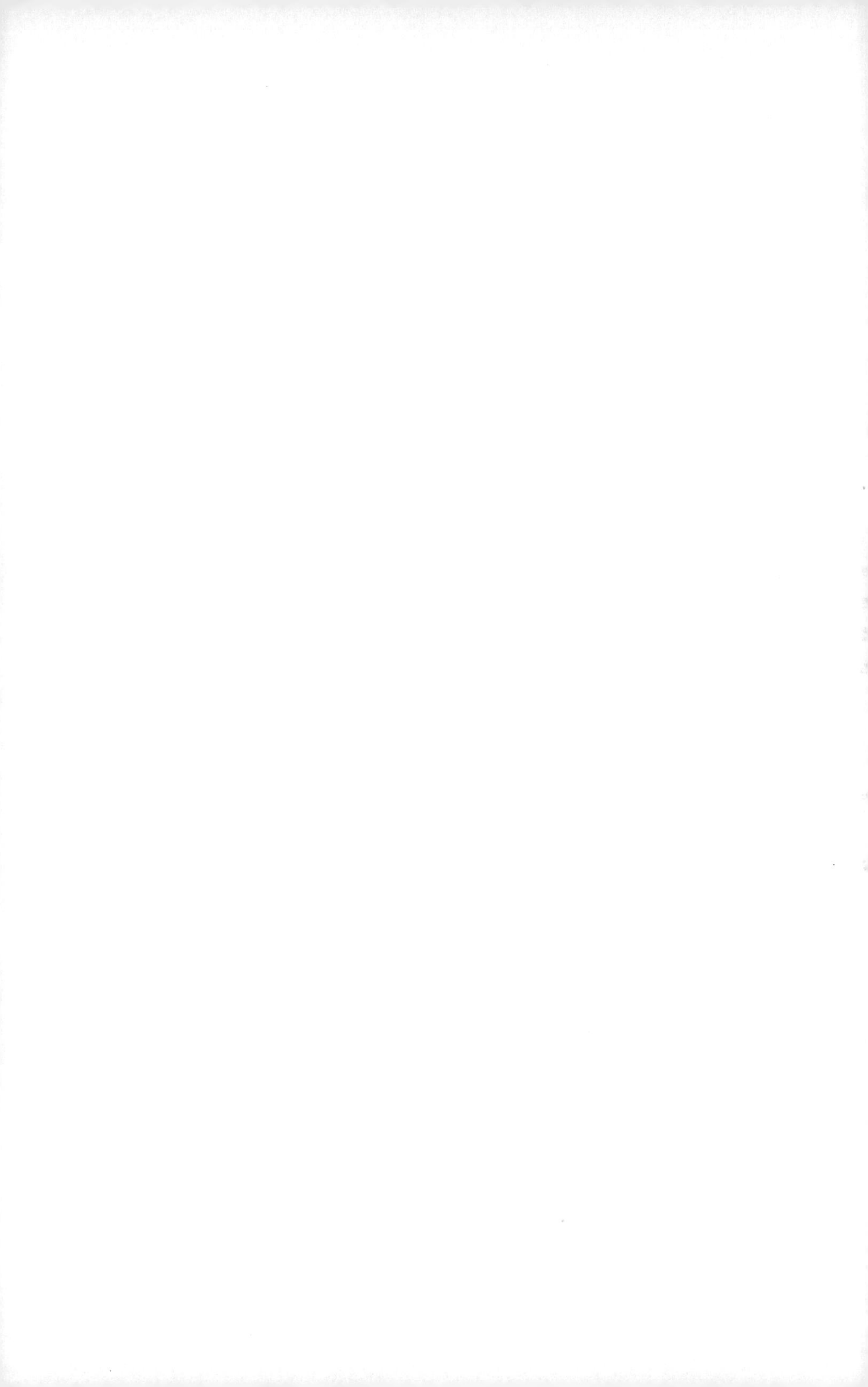

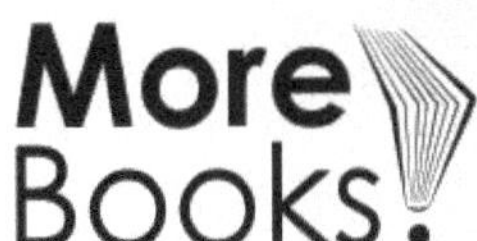

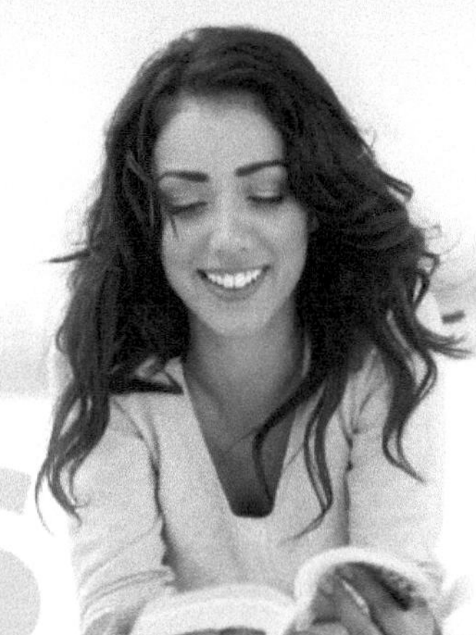

yes
I want morebooks!

Buy your books fast and straightforward online - at one of world's fastest growing online book stores! Environmentally sound due to Print-on-Demand technologies.

Buy your books online at
www.morebooks.shop

Compre os seus livros mais rápido e diretamente na internet, em uma das livrarias on-line com o maior crescimento no mundo! Produção que protege o meio ambiente através das tecnologias de impressão sob demanda.

Compre os seus livros on-line em
www.morebooks.shop

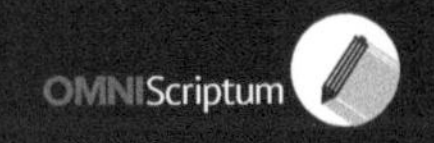

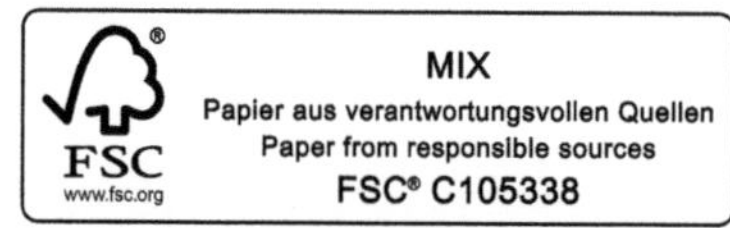

MIX
Papier aus verantwortungsvollen Quellen
Paper from responsible sources
FSC® C105338
FSC
www.fsc.org